医学文稿的常见问题及对策

——编辑工作札记

（第 2 版）

陈永生　编著

中国协和医科大学出版社

图书在版编目（CIP）数据

医学文稿的常见问题及对策：编辑工作札记 / 陈永生编著.
—2 版. —北京：中国协和医科大学出版社，2018.5
ISBN 978-7-5679-1065-2

Ⅰ. ①医… Ⅱ. ①陈… Ⅲ. ①医学-应用文-写作 Ⅳ. ①H152.3

中国版本图书馆 CIP 数据核字（2018）第 071604 号

医学文稿的常见问题及对策——编辑工作札记（第 2 版）

编　　著：陈永生
责任编辑：杨小杰

出版发行：中国协和医科大学出版社
（北京东单三条九号　邮编 100730　电话 65260431）
网　　址：www.pumcp.com
经　　销：新华书店总店北京发行所
印　　刷：北京朝阳印刷厂有限责任公司

开　　本：850×1168　1/32 开
印　　张：7.875
字　　数：180 千字
版　　次：2018 年 5 月第 2 版
印　　次：2018 年 5 月第 1 次印刷
定　　价：26.00 元

ISBN 978-7-5679-1065-2

再版说明

本书初版以来，出版工作出现了一些新情况，产生了一些新问题，原有内容已不能满足需要，应作修改、补充；编者在5年中学习相关知识有一些新体会，审稿工作积累了一些新资料，有可能作此修改、补充。

再版保持原有结构框架，但内容有较大调整、补充。“政治问题”方面，鉴于近年来此类问题出现频率明显降低，内容做了大幅删简，只作概括性提示性叙述。“医学专业问题”方面：①增述了差错的主要表现；②细述了各类人员的应对态度，强调了终审人员的全面责任；③扩展了1/3错误实例，并做分类比对；④增加了易混淆医学名词的甄别。“医学名词问题”方面：①查阅有关书籍，新录了700多种常用药物的新旧名称对比；②增加了新发现的诸多非专业名词；③提出了修改有损尊严医学名词问题的讨论意见。“语言文字问题”方面，全部重新结构：①系统查阅《现代汉语词典》第6版，重新录入通用文字；②比对《现代汉语词典》第4、6版词条增减及释文变化汉字，增设了相应附录；③根据学习《汉语语法》体会，重新分析了词语和文句问题。“略语问题”方面，根据呼吸系统略语多而复杂、容易出错状况，增加了与呼吸有关略语附录。“计量单位问题”方面，根据计量单位是特殊用法量词本质，增述了量词、准量词、度量词概念及中位数使用。其他内容也都做了不同程度修改、补充。

编者企望，通过全面修改，本书能更具时效性、实用性和可操作性。限于水平，不当甚至谬误之处，盼请读者批评、指正。

编者

2018年3月

作者简介

陈永生，男，1937年出生，1962年毕业于上海医科大学医学系，分配中国医学科学院从事研究工作至今。1966~1967年3次参加我国核试验，1979年起从事医学编辑工作，1993年晋升为编审。1983年起任《中国医学科学院学报》编辑部主任，1989年起任中国协和医科大学出版社副总编辑，1994年起任中国医学科学院中国协和医科大学秘书长，1998年起任中国协和医科大学出版社总编辑。1966~1967年在核试验场2次获个人嘉奖、1次立个人三等功，1994年起享受国务院特殊津贴，2000年被评为“全国百佳出版工作者”。1995年，与他人合作编辑的《灾难医学》获第七届全国优秀科技图书二等奖和第八届中国图书奖；1996年，单独编辑的专著3部5次获奖：《肿瘤化学预防及药物治疗》获第二届全国高校出版社优秀学术著作优秀奖、卫生部医药卫生杰出科技著作科技进步二等奖，《现代流行病学方法与应用研究》获第二届全国高等学校出版社优秀学术著作优秀奖、卫生部医药卫生杰出科技著作科技进步三等奖，《现代肿瘤学》（上册）获卫生部医药卫生杰出科技著作科技进步三等奖；1997年单独编辑的两部专著获奖：《肺血管疾病学》和《临床输血学》分别获卫生部医药卫生科学进步二、三等奖；1998年，单独编辑的《现代医学实验技巧大全》（上下册）获卫生部医药卫生科学进步三等奖；1999年，单独编辑的《胃肠肽类激素基础与临床》和《抗癌药物研究与实验技术》两部专著均获卫生部科技进步三等奖；2001年，单独编辑的《胃肠急症学》译文专著获“第十届全国优秀科技图书三等奖”（国家新闻出版总署）。

内 容 简 介

本书从政治、医学专业、医学名词、语言文字、略语、数词、计量单位、图表、参考文献、标题体例10个方面，叙述了医学文稿的常见问题及应对办法，并设20个附录。再版有以下改动：①“政治问题”内容大幅删简，只作若干简要的提示性叙述；②“医学专业问题”扩展了分析实例并分类比对，增录了若干易混淆医学名词；③“医学名词”问题增录了700多种常用药物新旧名称对照；④“语言文字问题”系统查阅《现代汉语词典》第6版，重新录入通用文字并做简要讨论，从汉语语法视觉重新分析词语和文句问题；⑤“略语问题”增录了与呼吸有关的略语符号；⑥“计量单位问题”增加了量词、准量词、度量词的概念叙述。本书以出版规范要求为根据，以实例为依托，介绍常见问题及处理办法，甚具可读性及可操作性，对各级各类医学书籍创作、加工、审稿人员均有较好的参考、借鉴价值。

目 录

引 子

笔者从1979年开始，以《编辑工作手册》（人民卫生出版社）和《著译编校手册》（科学出版社）为启蒙老师，并得益于前辈的教诲，步入编辑工作行列。风风雨雨30年，既有阳关道，也曾走麦城，收获了40本“编辑手记”。为了不使这些资料“带给上帝”，萌发了总结体会、集成小册的意念。

书籍由诸多元素组成，各种成分都有其特定要求，任何差错都可影响质量。对此，不少关于编辑出版工作的书籍都系统阐述对文稿的规范要求和注意事项，但鲜见涉猎内容错误及应对措施的作品。据此，笔者试图从另一角度构思，以规范要求为根据，以第一手资料为依托，介绍书稿各成分容易发生的问题，提出处理办法。这就是此书的由来。

本书分10个节叙述，以“医学专业内容”“医学名词”“语言文字”“计量单位”为重点，并设20个附录，叙述医学出版物的正确或规范与不正确或不规范的名词、文字、符号，实例绝大多数摘自笔者的“编辑手记”，极个别见于媒体，均真实可靠；错误例句分析均向正规出版物求证，略语符号查自相关略语词典，计量单位主要摘自计量单位在医学的应用，个别名词甚至查自20世纪60年代出版的《英华大字典》，均查有实据；对存在问题的看法均总结于工作实践，有参考价值。

限于水平，书中不当甚至谬误之处，祈请专家及同仁赐正。

一、政治问题

在阶级社会，一切事物都不能独立于政治。我国虽已摈弃动辄上纲上线、乱扣政治帽子的动荡年代，但是仍然需要注意政治问题。医学与政治密切相关，政治无误是书稿质量的生命。

根据笔者的认识，保证书稿政治无误应做到，其内容不得触及国家核心利益的底线；不得泄露国家机密；不能违背党和国家的方针、政策、法令、法规；不能违背国际政治共识；不能违背基本历史、地理概念。

前几年，不管源于对国家方针、政策不了解、缺乏历史、地理知识，还是语言、文字使用不当，医学文稿中的涉政问题时有所见。近5年来，根据笔者所见，此类问题出现频率明显降低，说明业内已经比较重视。据此，笔者不再赘述，只做若干提示性说明。

（1）台湾是中国不可分割的领土，任何涉台叙述，都不能在客观上造成“两个中国”或“一中一台”的论调，必须表述为“中国台湾”或“中国台北”。

（2）涉及国家秘密，不管是绝密、机密还是秘密，若未公布或授权公布，其资料都不能出现在医学文稿。

（3）涉及国家方针、政策、法令、法规的资料，需要核实无误才能叙述，若存质疑，应向权威单位或部门求证。

（4）涉及国家名称或国际共识政治性问题，以中国新华通讯社授权公布的资料为准，切忌用旧名称或合并前名称。若遇“克里米亚独立”一类新问题，鉴于国际社会未承认，中国政府也无表述，应回避。若无法回避，也应采取“不选边”的中性叙述。

（5）祖国传统医药学与现代医药学是两种科学体系，国家采取的政策也不尽相同，现代医药学人员对此知之甚少，文稿应慎评传统医学，尤其涉及负面评论更应小心，最好是“噤若寒蝉”。

（6）“气功”是一个笼统的概念，各种气功良莠不齐，现代医学人员对此多不了解，处理不好易致误导，涉及慢性病康复训练方法应避免述及“气功”，以免产生负面影响。

（7）胎肝（包括胎脑）制品治疗疾病，违反人权，被全世界（包括中国）严禁，医学文稿必须杜绝此类内容，若作者不慎述及，编辑、审稿人员也应坚决将其删除。

（8）慎评“全面二孩”时代以前的计划生育政策。

（9）叙述移植器官供体来源时，切忌涉及已被法律判决并已执行死刑的人员，因为此举已被明令禁止。

（10）地理、历史知识虽非政治问题，但易诱发政治事件，特别是国家地理位置或人物国籍，叙述差错容易演变成国家之间摩擦。涉及此类问题应查之有据，切忌凭印象处理。若查不到根据，宁可“忍痛割爱”。

二、医学专业问题

1. 医学专业错误是书籍的第一杀手

医学书籍由多元素组成，任何成分错误都会影响书籍质量。但是，首当其冲的是专业内容。优秀作品给人以启迪，传递正能量；粗劣图书表达错误信息，贻误他人。专业内容错误是一种潜移默化、具有“传代”作用的杀手。笔者在分析专业性差错时发现，某些错误具有一定普遍性，出现在不同时间、不同作者的同质错误，可能源于较长时间的以讹传讹。例如，把儿茶酚胺与去甲肾上腺素、肾上腺素相提并论；把抗生素与化学合成药混为一谈；把诺卡菌说成真菌；把原虫与寄生虫分为两类，都可能是某些有影响的书籍误导并人人相传的结果。

专业性错误若发生在编辑加工阶段，还有补救机会；若出现于某些小册子或不甚重要的书籍，影响可能局限在较小范围。但是，如果书籍已经正式发行，或差错发生在影响面大的图书，其负面影响将很严重。笔者在一些重要参考书和过去的百科全书，都曾见到此类问题。

2. 专业内容错误在医学文稿中累有发生

笔者从事编辑工作三十多年，但在前十多年时间，没有发现 1 例专业性问题，源于本人一是存在认识误区，认为专业人员撰写的文稿不会存在专业问题；二是知识浅薄，不能发现疑点；三是没有学会求证，凭既往认识行事。逐渐谙熟这项工作以后，发现文稿中的专业问题确实存在，而且累有发生。根据对“编辑工作札记”的统计，2001 年 1 月至 2010 年 2 月，编、审文稿 579 部，发现专业性错误 89 例，差错发生率 0.15。最近，对其后情况再次统计，2010 年 4 月至 2013 年 12 月，编、审文稿 148 部，发现专业性错误 32 例，差错率 0.22。这可大致说明，每百部文稿中，有 15 部以上可出现医学专业内容错误。实际情况肯定高于此数，因笔者水平有限，没有能力识别所有专业差错。

这也许可以启示人们，不管是作者还是编、审人员，都应十分重视医学文稿中的专业错误问题，减少甚至避免差错，提高文稿内容的准确率。

3. 专业内容差错有一定规律

笔者对 2001 年以来发现的专业内容差错中选择 100 例，进行统计分析，看到了此类问题有一定规律。

（1）基础医学内容易错　100 例中，基础医学 59 例，占总数的一半以上，说明基础医学专业内容容易出错。

（2）差错内容相对集中　分析基础医学 55 例差错发现：①学科相对集中，例次较多的是解剖学（13 例）、微生物学（18 例）、寄生虫学（7 例）；②同一学科中内容相对集中，解剖学中骨骼系统和消化系统占 8/13，微生物学中诺卡菌、放线菌误为真菌占 7/18，寄生虫学中原虫与寄生虫概念混淆占 4/7。其他学科情况类似，例如，内分泌学中神经垂体与激素的关系概念不清占 5/8，药学中同物异名混淆占 4/10，计量单位中 kcal 与 cal 概念混淆占 5/13。

100 例专业内容差错分布

学科	例数
细胞生物学	3
人体解剖学	13
生物化学	3
分子生物学	4
遗传学	3
微生物学	18
病毒学	5
免疫学	3
寄生虫学	7
内分泌学	8
临床医学	10
药学	10
计量单位	13

100 例学科比例

学科	例数	比例（%）
基础医学	59	59
临床医学	10	10
内分泌学	8	8
药学	10	10
计量单位	13	13

（3）跨专业容易出错　笔者在分析作者专业与差错关系时

发现，跨专业差错者约占 2/3，包括医与药，基础与临床，甚至基础医学、临床医学范围的不同专科，可以大致说明，专业内容错误，多发生在跨专业叙述。

例 1　病理科医师叙述组织学内容时，把细胞周期描述为“G_0 期：静止期；G_1 期：DNA 合成期；S 期：DNA 静止期；G_2 期：DNA 合成后期”，除“G_2 期”外，全都错误，而且漏掉重要的“M 期：有丝分裂期”。

例 2　血液病学教授叙述感染性疾病时，严重混淆了病原体性质，“立克次体感染包括斑疹伤寒和流行性出血热”。流行性出血热的病原体是出血热病毒（非细胞生物），不是“立克次体”（原核生物）。

例 3　心血管病医师叙述感染性心肌炎病因时，把许多基本概念全搞乱了，“感染性心肌炎的病原体有：真菌：念珠菌、放线菌、隐球菌；原虫：阿米巴、黑热病；寄生虫：吸血虫、包虫。”其叙述错误不止 1 处，详解见本书附录 1 例 47。

4. 医学专业错误的主要表现

虽然医学专业错误表现各异，但是综合分析发现，主要是知识性差错和名词性差错。

（1）知识性差错　源于医学基本知识缺失或记忆错误。没有客观原因，不能用录入错误解释，纯属表述内容与医学基本概念相悖。在笔者见到的实例中，此类错误约占 3/4。例如，将大涎腺说成腮腺，将腮腺说成“耳下腺”，将贵要静脉改为“重要静脉”，将颈椎说成“9 节”，等等，都属此类错误，详见本书“附录 1 医学专业内容错误 100 例解析”。

（2）名词性差错　文稿叙述中使用名词不当常见。其中一部分可致专业性错误。在笔者见到的实例中，约占总数的 1/4，虽然比例不大，但情况却比较复杂，大致分为三类。

1）使用错误名词　在浩如烟海的医学名词中，有些被实践证明与医学事物本质相悖而被新名词替代。继续使用原有名词则属专业性错误。虽然此类名词不多，但误导作用严重，影响深远，甚至有“传代”作用。例如，“网状内皮系统”和“恶性网状细胞增多症”（恶网），均为20世纪70年代以前用词，已被证明与医学本质不符，但至今仍被使用。以“恶网”为例，笔者在查阅资料时看到，21世纪初出版的某权威性临床宏篇巨著，某章某节“发热绪论”中，某知名教授5次使用了“恶网”名词，大教授尚且如此，其影响的严重性可见一斑。

2）使用易混淆名词　有些医学名词，本身无任何问题，但易与词面或词意相近但基本概念完全不同的其他名词混淆，若对其含义理解不清，常可误用而导致专业性错误。例如，将生理性的“细胞凋亡”与病理性的“细胞坏死”混为一谈，把理化和生物因素所致细胞坏死表述为“细胞凋亡”，是最常见的此类错误。又如，将淋巴瘤与恶性淋巴瘤、淋巴瘤与霍奇金病、非霍奇金淋巴瘤与Burkitt淋巴瘤叙述为互不相干的两种疾病，亦属此类错误。

3）新旧名词并用　有些相同性质的医药学事物，有新与旧或专业与非专业两种或两种以上名词，业内的共识是使用新名词、专业名词。使用旧名词或非专业名词，其性质是“表述不准确”，倘若将新与旧或专业与非专业名词并用，则性质比较严重，知晓者认为创作者概念不清，不知者认为它们是两种互不相干的事物，误导作用明显。例如，将“组织细胞增多症X”与“朗格汉斯组织细胞增多症”、“牛皮癣”与“银屑病”、“布洛芬”与“芬必得”、“消炎痛”与“吲哚美辛”、“鬼臼乙叉甙”与“足叶乙甙”、“依托泊苷”等并列叙述，对初学者或年轻科技人员，都将可能产生概念性的误导作用。

5. 专业内容差错的应对办法

每部书稿，从计划到成书，都要经过创作、加工、终审。笔者认为，把好专业关，作者、责编、编审都有责任。

(1) 作者的责任　作者是文章的第一责任人，也是保证书稿质量的主体。

1) 缜密思维，求稳求准　撰写前要制订详细提纲，每章、每节、每段写什么，怎样写，都应有周密计划，切忌“想到哪里写到哪里”。内容撰写应在“准”上下功夫。遇到不熟悉的跨专业内容或学习年代已久远的基础医学内容，要勤查资料，找到根据，切忌“大概齐”。任何专业人员，对医学专业内容不可能什么都懂，什么都记忆准确，但只要“不耻下问”，必可杜绝或减少专业差错。

2) 慎对质疑，合理规避　书稿处理过程中，责编或审稿人员都可能对某些问题提出疑问或修改后请求审核。对此，作者既不应盲目认可也不能轻易否定。应该认真审阅、思考，看其质疑有否道理，必要时重查资料。对编审人员提请复核的质疑，作者尤应慎重对待，认真查阅相关资料，对无法否定质疑但又查不到资料的内容，可用合理规避的方法处理，或改写，或将详述简化，或删除相关内容，消除疑问。

(2) 责任编辑的责任　责编是文稿的第二责任人，也是书稿质量的重要把关者。

1) 心无旁骛，慎审细读　除作者外，责编是全面审读、核对文稿者，尽管还有终审把关，但一般只审前 1/3，并对后 2/3 提处理意见，最后还需责编处理，一定程度上说，责编决定该书稿质量的走向。用心、细心处理文稿是保证质量的关键。笔者的审稿体会是，责编的疏漏大多不是水平问题，而是态度问题。例如，此处改彼处漏，此处将此改成彼别处又将彼改为此，都是不用心的表现。所谓“心无旁骛”就是要求一旦开始加工，要尽快进入状态，书稿就是一切。不在状态肯定编不好书，心猿意马必然疏漏。如遇视觉疲劳，宁可暂停工作。当然，把好专业关，对青年编辑有一个过程，对他（她）们不能求全责备。但青年编辑要在实践中不断提高专业水平，尽快成长。任何人，都不可能永远年轻。

2）大胆质疑，小心求证　质疑是发现问题的前提，加工文稿应持“对事不对人”的原则，无论大专家还是小作者，有疑问都应提出，无论质疑是否正确，重复核对没有害处。当然，质疑不是怀疑一切。质疑与修改是两个概念，质疑可以请作者处理，也可修改。若要修改，一定要找到根据，切忌凭印象下笔，以免铸成大错。笔者曾见到一些编辑，因处理不慎而发生错误。例如，将“实时超声”改为“超声”，将“血红素”改为“血红蛋白”，将“抗炎”改为“抗感染”，将“生物防制”改为“生物防治”，将“贵要静脉”改为“重要静脉”，盖源于不知原述的专业内涵又疏于查询，武断、轻率处理而改正为错。据此，笔者吁请编辑同仁，务必改之有据，笔下留情！

（3）终审者的责任　终审者是文稿的第三责任人，但也是最重要的把关者，对文稿的质量负全责。终审质量靠水平更靠态度。

1）如履薄冰，严防疏漏　内科教授张孝骞曾说，他“对每个病人都如履薄冰”。一代宗师一生遇病人无数，但对每个病人都如此小心谨慎，其敬业精神和负责任态度值得我辈永远学习。笔者体会，每部书稿情况各不相同，绝大多数都有需要核对、修改、处理的问题。审阅书稿，都应战战兢兢，切忌怠慢，对文稿的每个组成成分都应核对无误。特别强调两点，一是“不因小而不为”，对诸如标题体例、参考文献等“小”问题决不放过，二是必须严把专业质量关，终审者有此责任，相信也有此能力。只改错别字不是终审，粗读或泛读不能保证质量。“小心撑得万年船”应是终审人员的醒语。

2）不厌其烦，分析总结　终审文稿，不管审 1/3 篇幅还是全幅，印象是分散、零碎的，要真正发挥指导作用，需要整理、分析、总结，形成“审稿意见”。制订“意见”大致分三步。①阅稿时详细记录发现的问题及处理情况；②对“记录”分类整理，选定出现概率较高、有代表性的问题，以及需要进一步处理的问题，形成“意见”初稿；③对“初稿”做分析、综合，了解全书概貌，形成“终审意见”。“意见”内容大致分三部分。①概述：简要评价该书稿的优缺点及编辑加工情况，简介终审内容及处理情况，只简述，不展开；②文稿存在的问题：按重要性及出现频率分类、序贯叙过，每类问题都需列举实例，重要问题需要注明页、行，专业内容问题需逐条辑录；③处理意见：叙述哪些问题审者已处理，哪些问题需进一步处理，作者应做什么，责编应做什么，应具体、具可操作性。如有审稿遗留问题，应一并说明。笔者认为，总结“审稿意见”虽繁琐、费时（有时需数日），但对作者是沟通、商榷；对责编是启迪、学习；对管理人员是了解文稿概貌的窗口；对自己是复习、提高，有利无害，实属必须。

本段所述各类人员的责任，也应是创、编、审人员，应对医学文稿各类问题态度的总体原则。

6. 专业性错误实例解析

笔者在初版 65 例基础上，又从近年发现的实例中选出 35 例，经过查证，按学科排列，做出简要分析，列于“附录 1　医学专业内容错误 100 例解析”，供同仁参考。另外，近年来发现一些文稿因使用易混淆的医学名词而致内容错误，笔者将所见到的若干此类名词辑录于“附录 2　若干混淆的医学名词”，以期引起注意。

三、医学名词问题

1. 简述

（1）医学名词的含义　它是界定和描述医学事物有关性质和内涵的专业术语。例如，“弥散性血管内凝血”：①其性质是“凝血”；②其位置是发生在血管内；③其特点是全身扩散。余类推。

（2）医学名词的种类　按其性质，分为中医（含汉及其他少数民族的传统医学）及现代医学（俗称西医）名词。本书只涉及后者。

（3）现代医学名词的性质　现代医学名词是外来语。现代医学是19世纪下叶由外国传教士带到中国的。传教士既是西方国家文化侵略的实施者，但也传递了先进的医学知识和技术。由此，现代医学名词应运而生。随着科学技术发展和国人西文水平的提高，现代医学名词也不断更迭。例如，何杰金氏病→何杰金病→霍奇金病→霍奇金淋巴瘤等等。

（4）医学名词的特点　它具有准确性、相对稳定性、时限性、权威性和统一性的特点。不准确就无法使用，朝行暮改使人无可适从，一成不变不能真正反映事物本质，没有权威不能令行禁止，使用不统一缺乏交流基础。例如，乙型肝炎病毒表面抗原，最初在澳大利亚发现，称澳大利亚抗原；后在其他地方也发现同种物质但仍然不知其本质，改称协同抗原；随着研究的深入，其本质被揭露，最后定名为HBsAg，被全世界所接受。现在若有人还称“澳抗”，则被视为有悖潮流。

（5）医学名词的作用　其作用主要有：①准确揭示医学事物的性质和内含；②反映科学技术的进步；③维护医学作品的严肃性；④提供学术交流的共同语言。

（6）规范医学名词的意义　俗语说没有规矩不成方圆。规范医学名词对于医学知识传播、文献编撰和检索、开展国内外学术交流都有重要意义。没有统一的医学名词，不但缺乏共同语言，而且可能产生误导。

2. 医学名词的历史沿革

（1）早期　1916 年，中华医学会成立“名词部”，定期公布统一使用的医学名词。

（2）中期　1957 年，中华医学会审定并出版《医学名词汇编》，供全国医学领域使用。可惜，因“文化大革命”和其他政治运动，这项工作中断 20 多年。

（3）近期　1985 年，国务院成立了“全国自然科学名词审定委员会”，各专业设立分会，负责审定各自专业的统一名词，在医学领域，该委员会委托中华医学会成立了“医学名词审定委员会”，其审定的各类医学名词，于 1987 年起，陆续由科学出版社出版发行，医学及与医学有关的名词有 10 多册，笔者找到的有：《医学名词》（一）~（六）分册和《生理学名词》《生物化学名词》《人体解剖学名词》《细胞生物学名词》《组织学名词、胚胎学名词》《微生物学名》，共 12 册。

此类名词对新时期统一使用医学名词甚有指导作用，但也存在不足：①没有进行舆论宣传，发行范围较窄、印行量也少，至今仍有相当多的专业人员不知有此书籍，影响推广应用；②出版时间较早，有些名词现已过时；③未在全国征求意见，不少名词没有收入；④各专业沟通不足，有的同一名词在不同分册认定不同，A 册列为“规范名词”，B 分册却视为“不规范名词”，读者无可适从。

3. 医学名词规范与否的判断标准

（1）全国医学名词审定委员会公布的各类名词　笔者认为这是目前判断医学名词规范与否的最权威标准。

（2）国际或全国学术机构，会议议定的医学名词　这是判断的补充标准，此类名词是上述《名词》没有收录，但已认定或取得业内共识。例如，“多器官功能障碍综合征”（multiple organ dysfuctcon syndrome，MODS）是 1991 年公布的。该名词在 1973 年被称为“系统性衰竭”，1976 年被改为多系统器官功能衰竭（MSOF），1991 年，美国胸科医师学会和危重病医学学会共同倡议，将 MSOF 改为 MODS。1995 年，我国危重病急救医学学术会议上，决定参照美国学术机构意见，将 MSOF 改为 MODS。其他诸如 Cuillian-Barre 综合征改为急性炎症性脱髓鞘性多发性神经病，组织细胞增生症 X 改为朗格汉斯细胞组织细胞增生症，神经官能症改为神经症、宫颈上皮不典型增生症改为宫颈上皮内瘤变、Wilson 病改为肝豆状核变性等诸多名词，大致均属此情况。

4. 不规范医学名词的主要表现

医学名词不规范，看似杂乱无章，实际上，并非没有规律。其主要表现有使用错误名词、过期名词、非专业名词、旧药名、通用名词不统一、名词中错别字。其中以错误名词危害最大，似应在禁用之列。

（1）错误名词　错误名词是指该名词的内涵与医学事物本质相悖。含两种情况。一种是过去曾定名，但随着研究的深入，揭示了事物本质，发现了原有名词与事实不同；另一种是业内从未认可但被人为使用、与事物本质完全不同的名词。错误名词的误导作用明显，但仍被一些书籍或文稿广泛使用。试举几例。

例 1　“网状内皮系统”改为“单核吞噬细胞系统”。1883年，Metchinkoff发现脊椎动物体内有能吞噬和破坏侵入的异物和微生物的巨噬细胞，并称其为“巨噬细胞系统”。1924年，Aschoff根据研究，认为有此类吞噬作用的细胞，包括结缔组织的巨噬细胞、淋巴组织的网状细胞，以及一些血窦的血管内皮细胞，故提出了“网状内皮系统”的概念。后来用台盼蓝注入机体的研究证明，网状内皮系统中的网状细胞和内皮系细胞并无吞噬作用，只有源于单核细胞的巨噬细胞具此功能。1969年，R Van Furth经过充分论证，提出了“单核吞噬细胞系统”的概念。从中可以看出，原有“网状内皮系统”所揭示的事物本质，显然是不对的，该名词也不能继续使用（据《中国医学百科全书》组织学与胚胎学分册）。现在，“网状内皮系统”名词仍被广泛使用。

例 2　“恶性网状细胞病”改为“恶性组织细胞病”。该病发现于1939年，当时称“组织细胞性髓性网状细胞病”。在中国，1964年起称其为“恶性网状细胞病”（恶网）。因为研究发现，该病所涉及的细胞不是“网状细胞”，而是组织细胞，1966年起，Rappaport等将其改称为“恶性组织细胞病”，得到国内外的广泛认同（据《中国医学百科全书》血液病学分册）。但是现在，“恶网”名词仍有人使用。

例 3　“肺孢子虫”（囊虫）改为“肺孢子菌”。该致病因子发现于1909年，1912年被确定为一种新病原体，并根据其大体外观，命名为“肺孢子虫”（囊虫）归入寄生虫种属。此名词使用了70多年，直到1988年，通过其核糖小体亚基rRNA的序列分析，证实它与真菌同源，认为它是一类真菌而非寄生虫，名称改为“肺孢子菌”，虽然现在尚无国际分类证据，但不应怀疑分子生物学技术的可靠性，统一名词只是时间问题。

例4 “组织细胞增生症X”改为“朗格汉斯细胞组织细胞增生症”。该病刚被发现时，是组织细胞恶性增生，但此类细胞究竟来自何方并不清楚，因此用英文“X”表示。深入研究以后，人们知道，它是朗格汉斯细胞，此时的原有名词显然已经不对，故据其来源，在1987年，将其名称改为“朗格汉斯细胞组织细胞增生症”。

例5 “神经纤维缠结”“神经元纤维缠结”与“神经原纤维缠结”。前两者，在医学名词中并不存在，但被人为误用、误导，在涉及神经退行性变特别是有关阿尔茨海默病的文稿或书籍中，经常可以见到。“神经纤维”是神经细胞轴突与树突连接而成的组织，外有神经细胞膜，有的还有髓鞘，其周围有神经胶质，不会“缠结”。“神经元纤维”是一种并不存在的“组织”，当然没有“缠结”之说。“神经原纤维”是神经元（细胞）组成成分中的细胞骨架，由微管、微丝、中间丝构成，其主要成分是tau蛋白。神经退行性变特别是阿尔茨海默病时，蛋白激酶和磷酸酯酶系统失调，导致tau蛋白过度磷酸化，形成成对双螺旋丝为主要成分的特殊聚集体，导致微管解聚、崩溃，从而失去其正常功能。（据2013年出版的《中华医学百科全书·基础医学·病理生理学》）。综上所述，“神经纤维缠结”“神经元纤维缠结”属于自造名词，与事实相去甚远，正确的是“神经原纤维缠结”。

例6 “水痘病毒”“带状疱疹病毒”与“水痘-带状疱疹病毒”。前两者，在病毒学领域并不存在，自然界也无独立存在的这两种病毒。正确的名称是“水痘-带状疱疹病毒”。该病毒是疱疹病毒科的一种DNA病毒，导致两种病，儿童为水痘，成人为带状疱疹。儿童感染该病毒后，头痛，乏力，发热，出现以躯干为主向心性分布的斑疹→丘疹→疱疹，水珠样，其特点是奇痒。成人带状疱疹多为潜伏感染复发，儿童期患痘后，病毒潜于脊神经根，在某种诱因作用下，病毒从潜伏处易位至皮肤，出现带状分布的疱疹，其特点是神经痛。

（2）过期名词　所谓“过期”是指以前属于正确，但随着医学发展和认识水平提高，原有名词已不能真正反映事物本质，必须改称。包括两种情况。

1）旧名词命名不准确　此类名词，事物本质并无变化，但彼时命名不准确，需要改名。

例1　“体位性低血压”改为“直立性低血压”。两个名词都指人体从卧位变成立位时血压降低。但是旧名词“体位性低血压”不甚准确、科学，因为人从立位变为卧位或从仰卧位变为侧卧位时，虽然体位改变，但并不出现血压降低。“直立性低血压”则准确反应这一现象。

例2　“受体拮抗剂”改为“受体阻断剂”或“受体阻滞剂”。以抗高血压药物为例。血管紧张素Ⅱ受体阻断（滞）药，与血管内皮相应受体结合（耗尽受体），阻遏内源性血管紧张素Ⅱ与该受体结合，从而发挥降低血压作用。该药物与血管紧张素Ⅱ受体并不“拮抗”，而是竞争-阻断结合的作用。

例3　“搭桥术”改为“旁路移植术”。该手术是修复梗死血管的措施，将梗死血管切除，接上从他处截取的健康血管。旧名属于形喻，“旁路移植”则反映该手术的实质。

2）旧名词人物译名已经过时　有的疾病或组织结构，以外国人命名。人名翻译，不管英译中还是中译英，历来都是一个复杂问题，随着认识水平和翻译技巧的提高而不断修正、完整，原有名词成为过去。没有最好，只有更好，各行各业甚至国家名称都是如此。

例如，“柯兴”（Cushing）改为“库欣”，“枯否”（Kupffer）改为“库普弗”，“美尼尔”（Méniere）改为“梅尼埃”，“郎罕”（Langerhans）改为“朗格汉斯”都是如此。特别是非英文的人名，如“白塞”（Behcet）改为“贝赫切特”。Behcet是土耳其学者，其名Behcet也是土耳其文（字母“c”的下方有一撇），因为一般计算机均无小语种的程序设置，故字典、专著均改为英文“Behcet”，译名当然也随之改变。国家名称也有类似情况。例如，非洲国家莫桑比克原译为“莫三鼻给”，亚洲国家斯里兰卡原称“锡兰”。

（3）非专业名词　所谓“非专业名词”是指其内含与专业名词酷似但语言通俗易懂、大众读者熟知的一类名词。根据业内共识，科普作品使用非专业名词有利普及医学知识，论著、教材及工具书使用专业名词以期强化专业色彩。后一种作品使用非专业名词被视为不规范。

例如，“烧心”的学名是胃灼热，“针眼”的学名是睑腺炎，“门齿”的学名是切牙（主要指中切牙），“粉刺”“青春痘”的学名是痤疮，等等。

（4）旧药名　长期以来，药物名称一直比较混乱，每种药物都有化学名，商品名，不同工厂生产的药物，都有自己的名称，造成同药不同名的乱象，有时甚至一药多名。例如，呋噻米有速尿、利尿灵、速尿灵、腹安酸等异名；卡马西平有痛痉宁、痛惊宁，叉颠宁、得理多、卡巴米嗪等多种异名。这使患者无可适从，也给医生造成麻烦甚至为难。近年，有关部门做了规范要求，情况有所好转。

（5）通用名词使用不统一　所谓“通用”是指同一医学内含有多种名称，尚无统一使用规定的名词，虽不求“同一”，但在同一论著中必须统一，否则将产生混乱，甚至使年轻读者无可适从。医学文稿中，使用不统一的现象时有发生，有的甚至比较普遍。

例如，受体阻断剂、受体阻滞剂（常用“受体阻断剂”），转换酶、转化酶（常用“转换酶”），本周蛋白、凝溶蛋白、B-J蛋白（常用“本周蛋白”），白介素、白细胞介素（常用“白介素”），磨玻璃、毛玻璃（常用“磨玻璃”），等等。

（6）医学名词中的错别字　在“语言文字”节叙述。

5. 歧视性医学名词问题值得研究

医学书刊特别是科普作品的医学名词中，有不算很少的形喻性疾病或症状、体征的名词，对普及医学知识有一定作用，但是其中有些名词，客观上损害甚至严重损害患者的自尊，是一类对患者及其家属不恭的歧视性名词。去年，中央电视台播出的建议将“老年性痴呆”改为“阿尔茨海默病”就是1例，但非孤例。

例如，“先天性愚型”“呆小症”“侏儒症”“牛皮癣”“兔唇”“豁嘴”“兔眼”“金鱼眼”“鸭步”“鼓槌指”“马蹄足”“狐臭”“扮鬼脸”，等等。

此类名词的负面影响是显而易见的，但还没有引起社会的普遍关注。不管是将人比成动物还是喻为呆傻，都是贬低人格，使患者甚至家属产生自卑、低人一等，甚至成为某些人的骂人话语。患病已是很大不幸，不应使其受到第二次伤害。从政治层面上说，在建设政治文明、社会文明、文化文明的今天，此类名词也属于“不文明”用语。笔者据此认为，应该研究废除此类名词。

当然，此类名词并非始于一日，使用已成习惯，弃用不可能一蹴而就。需要权威部门邀集专家论证甚至广泛征求意见，形成共识，才有可能。但是，需要重视，需要有人发声，需要广泛关注，需要逐步改变现状。

6. 不规范医学名词的应对办法

（1）作者对准确使用医学名词处于次要地位　其主要责任是保证专业内容准确，叙述清楚，条理分明，文稿齐全，其他内容属于兼顾，不应该也不可能求全。

（2）编、审人员是规范医学名词的主体　医学文稿专业名词是否正确、规范，是衡量编、审人员业务水平和工作态度的指标之一，应该做到：①认真核对，不放过问题；②多记专业名词，减少差错；③勤于求证，保证准确。应特别注意的是：①本书所述“错误名词”与医学基本知识相悖，不应继续使用；②本书所述“歧视性医学名词”，均有贬低人格的负面影响，希望不用，改为专业性名词，例如，“兔唇”改为唇裂或唇腭裂，依此类推，详见本书附录 4。

（3）承认并容许某些同性不同词的名词存在　“专业名词使用混乱”几乎是业内共识，统一、规范使用医学名词也是人们的祈望。但是客观地说，绝对“统一、规范”，很难做到。这是因为：①医学门类纷繁，专业名词多如牛毛，每词统一几无可能；②即使有规范名词，有的也规定不一，仅举例，涎腺与唾液腺，在国家语委公布的《名词》中，此《名词》界定为“涎腺”，彼《名词》规范为“唾液腺”，读者无可适从；③有些英文有多种含义相同但词语各异的译名，难于界定哪个名词更准确；④一些著名专家教授甚至权威人士随意使用，出版单位无法纠正，也举 1 例，新世纪初出版的一部极有影响的巨著，其中一个章节作者为某著名内科专家，却多处使用 30 年前已被否定的“恶网”“恶性网状细胞瘤”“弓形体病”，甚至将血液的“嗜酸性粒细胞”错述成“嗜酸细胞”；⑤一些年轻编辑，从众使用名词比较普遍，增加名词的不规范性。据此，规范医学名词要不懈努力，但不能指望绝对统一，要承认其相对性，容许某些内容同性不同词的存在。

7. 规范医学名词实例

笔者辑录了诸多专业名词。①摘录国家公布、笔者能找到医学名词约 1000 例，列于附录 3；②摘取常见的实例列于附录 4；③查到或见到的非专业名词列于附录 5（比初版有增幅）；④无统一规定但使用应统一的医学名词列于附录 6；⑤新增药物新旧名称列于附录 7，主要从北京协和医院《处方手册》摘取，并整合了其他资料，约 720 条。

四、语言文字问题

汉语是世界上内涵最丰富、也是最难学习的语言，即使以汉语为第一母语的国人，提高汉语水平也是终生必修课。

语言文字的实质是语法单位，包括语素、词、短语、句子，它们复杂而有机地联系，构成完整的语法单位系统。医学文稿中，它们之中的任何成分，都可能出现问题。笔者根据学习《实用现代汉语语法》（刘月华等著，商务印书馆，2013）（下简称《语法》）的体会，结合审稿所见，简述与医学文稿有关的若干语言文字问题。

1. 文字：主要是医学名词中的错别字

（1）语素的含义　根据《语法》叙述，文字包括语素和普通汉字。语素是最小的音义结合单位，也是最小的语法单位，多数为单音节，如天、地、人，虎、豹、狼；另一类单音节文字并非音义结合体，也不能单独存在，它们即为普通汉字，如玻，璃，葡，萄，单独存在无实际意义。语素与普通汉字的关系比较复杂，有时难以区分。对非汉语研究者而言，不必严格区分它们，只要记住，单音节汉字即是通常所说的“文字”。

（2）文字的种类　就其功能而言，汉字分为公共文字和专用文字，前者适应于一切领域，后者只用于相关专业，在医学界，即指医学名词中用字。

（3）文字正确与否的判断标准　①公共文字：全国公认的

标准是《现代汉语词典》（商务印书馆）（以下简称《词典》）；②医学名词用字：首先是了解该名词的专业含义，其次是判断其文字含义，两者一致即为正确。目前没有专供查询医学名词文字准确性的专业词典，主要参考全国科学技术名词审定委员会公布的各卷《医学名词》。若查不到，或可向教科书求证。

需要说明的是，《词典》属公共汉语辞书，专业性强的医学名词用字，不能以其词条表述为判断标准。

（4）不规范文字的主要表现　据笔者所见，主要是医学名词错别字。此外，还有通用文字使用不当。

1）错别字　汉字数量浩瀚，仅《词典》第6版（2014出版）就辑录13 000多字条，69 000多个词条。面对海量文字，全部认识绝无可能。虽然有人做过统计，认识1000字，欠缺率10%；认识3800字，欠缺率0.1%；认识5200字，欠缺率0.01%。一般大学毕业生认字都在5000字以上，理论上错别字发生率应在1/10 000以下。但实际情况并不如此乐观，且不说笔者自己，以及在审稿中经常见到错别字，仅以“中国汉字听写大会”为例，2015年8月，在1次复赛会上，媒体参赛团（由成人媒体人组成，在另考场参赛），一些并不高难的汉字，正确率也不高。例如，“夜阑”的正确率78%，“融会贯通”59%，“陈词滥调”58%，受过高等教育的文化工作者尚且如此，一般人情况更是可想而知。不夸张地说，任何人都会犯文字错误，只是程度不同而已。

就错别字性质而言，近年有些变化，公共错别字日渐减少，而且主要是录入失误；医学名词中错别字则始终处于高发状态，而且主要源于认识错误，应该引起出版人的高度关注。

2）通用文字辨用不准确　若按字面理解，“通用文字”指形似或音似、含义相同或相近、可任意通用的异形字。但在日常生活中这类文字很少。根据笔者学习《词典》的认识，“通用文字”主要是指可以组成诸多词语、但只有其中部分词语可以通用的异形字。例如，“连”与“联”，字条并不通用，但可共用组成连贯、联贯；连接、联接；连绵、联绵；连缀、联缀等词条。

在《词典》中，通用词条数量庞大，情况复杂，准确辨用比较困难。笔者系统查阅了《现代汉语词典》第6版（2014印版）的全部词条，可通用者共有1026条，分为三类，第一类是生僻字，包括方言、口语、文言文、古文字、人名、地名等共用异形字，主要供专研人员参考；第二类是专业名词通用异形字，其中的医学名词异形字并不被业内认可，用处不大；第三类是现代汉语公共文字中的通用异形字，涉及所有读者，用途最广。

理论上说，第三类通用字（词）与大众读者关系密切，又有《词典》词条指引，应该容易推广使用。实际情况并非如此，《词典》的“凡例”清楚记载，通用字（词）分为两类，一类是“推荐词形”，另一类是“非推荐词形”。笔者至今都不明白：①“推荐词形”是否可无限制使用；②“非推荐词形”为何要引入《词典》；③使用“非推荐词形”是否属于出版领域评判书籍质量的差错。据此认为，“通用文字”可以作为知识积累及文字研究的对象，准确辨用并非易事。

从另一角度说，通用文字也非永远“通用”或“不通用”。笔者比对了《词典》第4、6版，有些文字，字条设置及释义均有变化。例如，杓与勺，第4版“杓”（biāo）条作另解，并说明“杓”是“勺”的繁体字，第6版增设了“杓”（sháo）字条，并明确“杓”与“勺”通用；蒙与矇，第4版设“矇”字条，并说明“矇眬”与“蒙眬”通用，第6版则删除“矇”字条，“通用”当然不复存在。笔者将这些变化文字摘录于附录

11，使用时以第 6 版为准。

（5）文字不规范的应对办法

1）减少乃至避免公共错别字　唯一的办法是向《词典》求证，切忌凭印象使用。但是需要注意，查询《词典》要与时俱进，以最新版本为根据，因为每个版本都有或多或少修改，切忌以旧代新。

2）力戒医学名词中的错别字　医学名词错别字可能涉及名词内涵改变，其危害比公共错误文字大。首先应理解名词含义，然后查阅名词委公布的名词，或从有关参考书求证。例如，“神经原纤维缠结”，不少人将“神经原纤维”描述成“神经元纤维”甚至“神经纤维”，均源于不了解该名词的内涵。若了解它是一种神经细胞内的骨架成分，很容易从人体解剖学查到该名称的准确用字。《现代汉语词典》中，医学名词通用字，不管是“推荐词形”还是“非推荐词形”，都不被业内认可，不宜使用。

3）慎用通用文字　有人说，通用文字的存在是汉字混乱的重要原因之一。此话有一定道理。《现代汉语词典》是人们认识汉字的唯一工具，但是对其中的通用词条的认识并非完全一致。笔者曾见到此类实例：《词典》界定“桑葚”与“桑椹”通用，但在“中国汉字听写大会”上，对读音“sāngshèn”给出的正确答案是“桑葚”，可见国家语委（命题者）并不认同中国社科院语言所（《词典》编者）的观点。这说明，即使根据《词典》词条使用通用异形字（词），也存在风险，有的甚至被视为错误，因此，使用通用异形字（词），应慎重。

（6）规范文字实例　“公共汉字中的常见错别字”见附录 8，“医学名词中的常见错别字”见甄别后的附录 9，“常见通用汉字”见附录 10，“《词典》第 4、6 版词条增减及释义变化的汉字”见附录 11。

2. 词语：主要问题是短语组合错误

(1) 词与短语　根据《语法》叙述，词是最小的有意义的能独立运用的语言单位。词与词按一定规则组合起来表达一定的意义就是短语，也称词组。需要注意两点：①组合需“按一定规则”，非随意组合；②词与短语之间有时无明显界限。例如，“外科”，既可将其理解为复合词，也可将其视为短语。

(2) 词的种类　①按性质，词分为两大类，实词和虚词。实词有名词、动词、形容词等7种，虚词有介词、连词、助词等5种；②按构造，词可分为单纯词、合成词和缩合词三类。

1) 单纯词　指单音节语素，如心、肝、肾、胃、肠都是单纯词，但是心脏、肝脏、肾脏、肠道却是单纯词派生的合成词。单纯词数量偏少。

2) 合成词　两个或两个以上语素构成的词，有重叠、派生和复合3种形式，如妈妈、老师、阿姨、声音、国家，都是合成词，数量很多。

3) 缩合词　表示事物全称的短语（词组）缩合成几个语素，再按原来次序组合而成的词，俗语叫“简称”。此类词日常生活和专业领域均多见。例如：

卫生计生委——中华人民共和国卫生和计划生育委员会；

协和医大出版社——中国协和医科大学出版社；

工农兵——工人、农民、士兵；

三好——身体好、学习好、工作好；

四季——春季、夏季、秋季、冬季。

需要明确：缩合词不管由多少名词缩合，也不管缩合词文字多少，其中间均不需要添加任何标点符号（不管是顿号、逗号或连接号）。

在医学领域，缩合词并不少见。例如，动静脉瘘、食管气管瘘、胃肠道、空回肠、结直肠，等等。

去年，曾讨论过一个问题：“动静脉瘘”中，“动”与“静”之间是否加连接号。学过“缩合词”知识，可清楚了解，它是语法中规范词的一种，不需加标点符号。

（3）短语的类型　短语是词的组合，有3种类型。

1）实词与实词组成的短语　如一部书稿，5个病人，医疗团队。

2）实词与虚词组成的短期　如在学校里，为他治疗，根据研究。

3）固定短语　如天长地久，教学相长。许多成语也是固定短语。

在短语中，实词与实词组合短语最易出错，也是医学文稿中最常见的短语组成错误。

（4）介词　根据《语法》叙述，介词是动词虚化而来的虚词，位于名词、代词前，与其构成介词短语，在句子中做状语。其作用是介绍出跟动作行为、性质有关的时间、处所、方式、范围、对象等。介词有多种，在句子中的使用频率很高。

1）表示空间的介词　如从、在、由、朝、向、沿着，等等。

2）表示对象的介词　如对、对于、关于、至于、跟、和，等等。

3）表示时间的介词　如从、自、自从、由、在、当，等等。

4）表过根据的介词　如按、按照、依照、根据、凭，等等。

5）表示缘由的介词　如由于、为了、为着，等等。

6）表示路线的介词　如沿、沿着、顺、顺着、从、通过、经过，等等。

介词在句子中无处不在，使用恰当可为句子添彩，处理不当可产生负面作用，甚至导致语病（见“句子”段叙述）。

（5）词语表述不当的主要表现

1）短语组合不当　词与词组合成短语必须“按一定规则”，笔者理解，此“规则”一是符合逻辑，二是符合事实，三不能用词重复，否则轻者词不达意，重者词义根本错误。医学文稿中，短词组合错误并非少见，下面简析若干实例。

例 1　亲生父亲

这是一个被广泛误用的短语，有的甚至扩称为“亲生母亲”“亲生弟弟”。“亲生”指自己生育下一代，如亲生儿子；“父亲”是对父辈的称谓。两个词可谓风马牛不相及，将其扯在一起，既违反生物学的基本规律，也有悖基本逻辑，是一个荒诞的短语，源于没有真正理解“亲生”的含义。正确的组合是“生身父亲”也可称“亲父亲”（与养父区别）。

例 2　白细胞升高（降低）

这是医学文献中最常见的短语，与此相关的还有“红细胞升高”（降低）、“血小板升高”（降低）。其本意是叙述白细胞数量的变化（增加或减少），但误与“升高”（降低）组合，导致短语词不达意，含义不清。左、右、高、低均是表示向量的单纯词，表示从高降低、从低升高、从左移右、从右移左，是位置或方向的变化，与数量无关。此错源于没有真正理解“升高”（降低）与“增加”（减少）的区别。正确的组合是“白细胞增多”（减少）。如非用“升高”（降低）不可，可用“白细胞计数升高”（降低）。

例 3　视力模糊

这是文献中常见的一个错误短语，矛盾组合，导致词义不清。“视力”是定量词，通常指视力正常还是受损，以及视力指数；“模糊”是定性词，指清楚或不清楚，无“量”的含义。定量词与定性词组合，违反组合“规则”，必然无法解读，源于没有真正理解“视力”与“视物”的区别。正确的组合是“视物模糊”，“视物”是泛指，无定量内含，与“模糊”词性相似，可组成短语。应注意：不能改称“视力受损”，因为“视物模糊”不一定“视力受损”，这是两个不同概念。

此外，笔者还曾在一些文稿中见到不应出现在专业人员笔下的无厘头组合错误短语，如“男性前列腺”“男性阳痿”，“妇女妊娠期”“眼睛瞳孔”“拇趾第一跖趾关节”。前列腺、阳痿、妊娠、瞳孔、第一跖趾关节的含义均具唯一性，添加“男性”“妇女”“眼睛”“拇趾”纯属画蛇添足，盼望同仁力戒。

日常生活中，组合重复短语也累见不鲜。

例4 筚路蓝缕艰难困苦地摸索探求

这是某书稿“前言”所用短语。“筚路蓝缕”是《左传》的话，“筚路蓝缕，以启山林”，意指拉着柴车，穿着破旧衣服去开辟荒山，形容其任务的艰辛。添加“艰难困苦”属重叠用词。源于不了解“筚路蓝缕”的准确含义。正确的表述应删“艰难困苦”。

例5 一片哗然

这是媒体常用短语。属明显组合不当、词义重复短语。“哗然”形容许多人吵吵嚷嚷，“一片”形容很多，二者含义酷似，组合必成赘语。正确的表达应是“哗然”。

例6 凯旋归来

这也是媒体常用短语。“凯旋”意指胜利归来。添加“归来”属赘述。正确的表述是“凯旋”，或用“胜利归来”。

例7 请勿大声喧哗

这是需要相对安静的公共场所常见的醒语，用意可嘉但用词不当。“喧哗”意为声音大而杂乱，与“大声”组合是显而易见的重复短语。正确的表述是“请勿喧哗”。

2）过度使用插入语　根据《语法》表述，插入语不是句子成分，不与文句成分发生结构联系，起表意和连接作用，常用于说话人的想法、看法、意见或态度，表示对情况的估计、推测；表示消息来源；举例补充；补充总结。插入语是一种特殊短语，语法上也称“插说”。

常见的插入语有：“例如”“一般来讲”“一般而言”“现已证明”“也就是说”“严格地说”“一般情况下”“归根结底”“概而言之”“综上所述”“充其量”“总而言之”“依我所见”，等。从中可以发现，除“例如”用于例证不可或缺外，其他插入语均无实际含义，多用无益。过度使用可致文句结构松散，甚至口气化。笔者曾见到一些此类文稿，多源于创作者的叙事或说话习惯，累牍使用此类语言，使人读之乏味。

3）结构助词使用不当　结构助词的作用是把词语连接起来，使之成为具有某种句法结构关系的短语。结构助词有多种，医学文稿中常见的是“的”“地”“得”使用不当，“地”与“得”误用为“的”。

“的”：附在词或词组后面，表示“的”前面词是“的”后面词的定语。例如，有效的治疗方法。

“地”：附在词或词组后面，表示“地”前面词是“地”后面词的状语。例如，认真地讲课。

“得”：附在词或词组后面，表示“得”后面词是“得”前面词的补语。例如，学习得很努力。

通俗地说，联系定语用“的”，联系状语用“地”，联系补语用“得”。

4）其他虚词使用不当　此类错误主要是虚词搭用不当，造成时态或空间矛盾，词不达意。例如，“当”与“后”不能搭用，“如”与“时”不能搭用，“一旦”（或一俟）与“后”

(或以后)不能搭用,"由于"与"因此"不能搭用,等等。

(6)词语问题的应对办法　①构建短语之前,先了解名词准确含义,不能肯定时,从《词典》找到根据,避免组合不当、矛盾或重复;②改变叙事习惯,少用插入语;③特别注意、研究"地"和"得"的正确用法;④联合使用虚词注意其正确搭配,切忌时态、空间或因果矛盾;⑤需要简练的文章,派生性合成词可改为单纯词;⑥牢记,缩合词没有连接号。

3. 句子:主要问题是结构残缺

句子是能表达完整意思、前后有停顿、有一定语调的语言单位。句子是语言运用的最小单位。

(1)句子的结构分类　有两种分类方法,一种分为主谓句和非主谓句,另一种分为单句和复句。

1)主谓句　由主语和谓语组成的句子,也叫双部句,又可分为:①动词谓语句:以动词作谓语,如他在出版社工作;②形容词谓语句:以形容词作谓语,如冬天很冷;③主谓谓语句:以主谓短语作谓语,如他学习很努力;④名词谓语句:以名词或名词短语作谓语,如今天星期三。

2)非主谓句　不是由主语和谓语组成的句子,也叫单部句。它并非省略了主谓或谓语,也补不出主语或谓语,又可分为:①无主句:没有主语的句子,也可称动词句,如下雪了,开车了,随手关灯,节约用电,禁止吸烟,爱护花草;②独句:由一个词或名词短语组成的句子,也叫独词句,如火!蛇!好热!好冷!对不起!劳驾!谢谢!

3)单句　只包括一个主谓语,上述主谓句和非主谓句都是单句。

4)复句　由两个或两个以上意义有关联的句子组成,各句都是其中分句，分句与分句之间有一定语音停顿。复句有联合复句和偏正复句两种类型。联合复句有并列、承接、递进和选择4种句型。偏正复句有因果、转接、条件、让步4种句型。例如“今天大家都很忙，张老师开会，李老师讲课，王老师审稿”是典型的并列复句，“因为他生病，所以没有上班”是一种因果复句。

（2）句子的功能分类　根据交际功能，句子分为陈述句、疑问句、祈使句、感叹句和呼应句5类。

医学文稿中，关系最密切、用得最多的是主谓句、复句、陈述句。

（3）兼语句　这是一种结构特殊的主谓句，也是一种特殊的动词谓语句。所谓兼语句，是句子的谓语是由一个动宾短语和一个主谓短语套在一起构成的，前一句动宾短语的宾语兼作后一个主谓短语的主语。此类句子，结构特殊，常用，也容易产生语法错误，只是人们不太注意。

最简单也最容易理解的兼语句是“你请我来”。“你”是主语，“请我来”是谓语，其中“请我”是动宾短语，“我来”是主谓短语，“我”兼作宾语（前）和主语（后），因为“我”兼有两种成分，不能作主语，只能作宾语。“他鼓励大家发表不同意见”是另一种兼语句型，而且是医学文稿兼语的常见句型。

（4）句子问题的主要表现

1）兼语句使用不当所致结构残缺　介词短语与未设主语兼语句组合，成为结构残缺的无主语病句。这是医学文稿中最常见，也是最严重的语法错误。上已述及，介词短语在句子成分中主要作用是做状语，若兼语句中未设主语，该句子就找不到主语。下面列举笔者见到的几种句型实例，并做简要分析。

例1　当合并肝脓肿时，可有腰背部疼痛。

问题：“当合并肝脓肿时”是表示时间的介词短语，用作状语；“可有腰背疼痛”是兼语句的谓语，“可有腰背”是动宾短语，“腰背疼痛”是主谓短语，整个句子无主语也找不到主语。

处理：两种方法可纠正此错误。①删除介词“当”和“时”，“合并肝脓肿”短语做主语，保持原兼语句句型；②保持介词短语作状语不变，删除兼语句中动宾短语中的动词“可有”，“腰背”做主语，“疼痛”做谓语，将兼语句改为普通主谓句。

例2 通过药物和心理综合治疗，使患者很快康复。

问题：“通过药物和心理综合治疗”是表示路线的介词短语，用作状语，“使患者很快康复”是兼语句谓语，“使患者”是动宾短语，“患者很快康复”是主谓短句，同样找不到主语。

处理：原则同例1，删除“通过”或“使”，都可成完整句子。

例3 由于分子生物学发展很快，使基因诊断技术广泛应用。

问题：“由于分子生物学发展很快”是表示缘由的介词短语，做状语，“使基因诊断技术”是兼语句谓语中的动宾短语，“基因诊断技术广泛应用”是主谓短语，句子缺主语。

处理：原则同例1，“由于”或“使”任删其一，使兼语句恢复主语或变成普通主谓句。

上已述及，介词有6种，其词繁多，介词短语无处不在，兼语句应用广泛，错误句型肯定不只上述3种。不管何种错误句型，其处理原则酷似，或删除介词，或将兼语句改为普通主谓句，以纠正语法错误为目的。

2）赘述　所谓“赘述”，是指句子文字繁杂，内容累赘，口语化明显的句子。此类句子虽非语法错误，但因结构松散，内容重复，读之乏味。

文字语言与口语的结构与功能、作用均不相同。讲课，说话受众通过听觉接受，无思考空间，讲者语言必须通俗、详细、有时甚至需要重复；科学论著则不一样，读者通过视觉接受，有思考余地，语言要求简单明了，点到为止，辞书语言更求惜字如金。若将文字语言口语化，其阅读价值将明显受损。

笔者经常见到赘述文稿，有的缺乏语言分析、组织、综合，轻易下笔形成文字堆积；有的初创文稿疏于雕琢，貌似成文，实为草稿；有的怕说不清楚，不吝详述，造成重复，等等。下面列举所见中的几例，盼能引起作者及编辑同仁的关注。

例 1　每次舱外所携带的箱包，应含有可以覆盖支持航天员此次舱外操作任务所需的工具种类，且确保工具不会对航天员的安全造成损害。

问题：叙述虽通俗，但语言缺乏组织、综合，文句松散。

处理：在不变原意的前提下，全句改为“工具种类应能满足任务需求并确保航天员安全”，从 66 字减为 26 字。

例 2　由于复水包装既要满足在加水过程中不能出现漏水的要求，又要满足方便航天员操作及使用要求，因此，复水食品是航天食品包装中结构较为复杂的一种。

问题：①这是一个因果复句但“由于”与“因此”搭用不当；②“因”句叙述繁杂，有较大简化余地。

处理：全句改为“复水食品既要加水复原不泄漏又应使用方便，是航天食品较复杂的包装形式。”从复杂的因果复句改为简单的并列复句。从 62 字减为 31 字。

例 3　不可输血给其他人→改为“不可献血”，句幅减半。

例 4　准备纸笔和图片，以书面交谈代替谈话→“以书面谈代替口谈”，句幅减半。

例 5　操作时严格执行无菌的操作原则→“严格无菌操作”，句幅减半。

文字简练、内容明了是论著创作的原则，也是创作者努力的方向。当然，这与作者、编审人员的汉语水平密切相关，需要不懈学习，才能实现。

（5）句子问题的应对办法　需要创、编、审人员共同努力。①创作文章时刻注意文句不可或缺的主语；②特别注意兼语句的特点和准确应用；③养成“腹稿—初稿—修稿—定稿”的写作习惯，任何优质文章都不可能“一气呵成”；④编、审人员尤需不断提高汉语水平，以期发现和处理各类语法问题。

五、略语问题

1. 简述

(1) 略语的含义　所谓“略语”是指英文的名词或词组按一定形式组成的缩写，是医学名词或词组的简称，旨在方便使用。例如，多器官功能障碍综合征（MODS)，如果连续写或说全称，既不方便也不利于交流，使用 MODS 则很方便。

(2) 略语、符号、缩写的区别　其关系无本质不同，习惯上，医学名词或词组的代号称略语，如血尿素氮（BUN)、血红蛋白（Hb)、热休克蛋白（HSP），等等；化学元素名称或计量单位的代号称符号，如银（Ag)、钠（Na)、摩尔/升（mol/L)、毫米汞柱（mmHg)，等等；缩写或称缩略语实际上是略语的通俗称谓。

(3) 略语的种类　略语有通用与非通用两种。

1）通用略语符号　也有两种情况：①国际通用，如 p53（分子量 53 千道尔顿的抑癌基因)、HBsAg（乙型肝炎表面抗原)、cAMP（环磷酸腺苷）等，此类略语普遍熟悉，使用方便；②国内医学领域或医学领域某专业内通用，这类略语第一次出现时需附中文，有时甚至要列出英文全称，使用麻烦一些。

2）非通用略语　这是指只有局限范围或少数人、甚至是作者习用，他人不熟悉甚至不认同的略语，第一次出现时必须附英文全称或（和）中文名称。这类略语在略语词典一般都查不到，若不附中文，青年读者很难准确理解含义。这类略语使用最复杂。

（4）略语的多解性　绝大多数略语的含义，均非唯一。①不同领域含义不同。例如，“A”，生物领域代表“年龄”，光学领域代表“吸收率”，物理领域代表“安培”，化学领域表示“分析”，医学领域代表“动脉”；②即使同一领域也有不同含义。还以“A”为例，在医学领域有“嘌呤”“肾上腺素”“放线菌属”“乙醇”等多种含义，只能根据语境而定，这就是首次出现需附英文全称或中文名称的原因之一；③略语的英文符号大小写不同，含义亦各异。例如，“W”代表“重量”或“功率”，“w”则表示“星期”；“M”代表词头“兆”，“m”则表示“米”或词头“毫”；“S”代表“沉降系数”，“s”则表示“秒”；HP 代表光学显微镜高倍视野，Hp 代表幽门螺杆菌；pH 代表氢离子浓度，Ph 代表费城等，这就是要求严格规范大小写的原因。

（5）略语的多词性　现实中，不少医学名词有多种略语，尽管其中有一种是常用的，但是使用他种略语也非错误，只是要求使用“常用”的，并且在同一作品中使用必须统一。例如，甲胎蛋白有 AFP、aFP、αFP 3 种略语（常用“AFP”）；环孢素有 CsA、CSA、CyA、CYA 4 种略语（常用“CsA”）；乳酸脱氢酶有 LDH 和 LD 两种略语（常用 LDH），等等。

（6）汉语医学名词无略语　在汉语医学名词中，虽有“人流”“甲亢”“乙肝”“地贫”“再障”“恶组”“流脑”“非典”等诸多简称，但均不是略语，业内也不认同，只是某篇文章或某部著作为便于叙述而使用的方法，对于此类简称，要求其首次出现时给出全称，然后括号说明简称。例如，“恶性组织细胞增多症（以下简称‘恶组’）”“传染性非典型肺炎（以下简称‘非典’）”。

2. 略语使用不当的主要表现

（1）英文与希文混淆　这是较常见的错误略语，主要是希文写成英文，对年轻读者特别是初学者的误导作用相当严重。例如，TGF-a→TGF-α，TNF-B→TNF-β，IFN-r→IFN-γ。

（2）大写与小写混淆　上已述及，略语中符号大小写的含义不同，混用可导致：①含义不清，如 kPa 写成 Kpa，cpm 写成 CPM，cAMP 写成 CAMP 都使含义不清；②产生歧义，如 Hp 写成 HP（常见）、Ph 写成 pH、kD 写成 Kd 都使略语含义产生质的变化；③词义严重错误，如将牙的抗剪切力单位 MPa 写成 mPa，将肿瘤治疗剂量 MeV 写成 meV，“M”代表“兆”，“m”代表“毫”，相差 10^9 倍。

（3）上角、下角、全角混淆　上角、下角及全角设置，一般遵循两种原则：①国际通用原则，如放射性核素（^{32}P，^{14}C，^{99m}Tc 等）在左上角；元素离子价（Ca^{2+}、Na^{+}、Cl^{-} 等）在右上角；半数量（LD_{50}，ED_{50}，IC_{50} 等）在右下角；②业内共识使用原则，如 Km 的“m”、Vd 的“d”、Vmax 的“max”等，均使用小写全角。使用大写或写成下角均被视为使用不当。

（4）一词多略语，同一著作中使用不统一　如血管紧张素，有 AT、AGT、ANG、Ang 等多种略语（常用 AT），如果此处用“AT”，彼处用“Ang”或其他种类，熟悉者感到使用混乱，生疏者无可适从。

（5）多解或非通用略语首次出现未附中文　这虽不是严格意义上的“使用不当”，但表述不完整，读者不能了解其含义。这类问题较易发生在高级临床医师，认为“很浅”“常用”“大家都知道”。

（6）遗传学略语符号易出差错　根据笔者体会，染色体显带核型分析和基因在染色体的定位，种类多，变化复杂，体例要求严格，非本专业人员或不熟悉描述规则者，经常引用错误，甚至导致无解。例如，t(3;3)(p21q26)、del13q14.3 属于描述错误，17q1311、p22.2-22.1 属于无解。

3. 略语使用不当的应对办法

略语是一把双刃剑，使用准确可使文句简练，有的还可画龙点睛，但若使用不当可使文句含义不清，有时还会导致南辕北辙，创作及编辑（简称创编）人员均应十分重视，减少甚至杜绝误用。

（1）本节“2. 略语使用不当主要表现”段所述各点，是笔者多年工作的体会，真实反映略语误用的规律，建议创编人员“反其道而行”，将其作为应对办法的主要内容。

（2）创编人员均应熟记命名规律的略语符号。整体而言，略语符号命名无共同规律，但局部而论，某些领域略语符号的命名有相同原则。熟记这些原则，可提高处理文稿的效率和质量。例如，给药方法和给药途径的略语，所有字母都是拉丁文小写；化学元素符号，第一字母大写，第二字母小写；氨基酸符号，第一字母大写，第二、三字母小写，等等。

（3）谨慎处理某些学科的略语符号。其中，最典型的是呼吸专业，略语不但多，而且复杂，其命名没有规律可循，甚易弄错，需核对清楚方可下笔。内分泌专业、药学专业的略语符号，也有类似情况，应慎重对待。

（4）使用略语切忌过疏过密。所谓过疏，是指同一略语一章甚至全书只解释一次，读者不易记住；所谓过密，是指同一略语，只要涉及均做解释，不但多占篇幅，而且使人味同嚼蜡。适当的做法是同一略语，每节解释一次，但是百科全书类文稿，每个条目都独立成文，首次出现都应解释。

（5）略语较多的书籍，书末应设英汉略语对照。所谓较多，在笔者看来，是指一部著作略语超过100个或篇幅超过百万字的论著。设对照便于读者查询。教材类书籍设对照尤其便于学生阅读。“对照”内容包括：略语名称，英文全称，中文含义。

（6）科普作品不宜用略语表述。科普书的读者对象是大众读者，绝大多数不懂医学，很难理解略语的内涵，即使详尽解释，也无明显效果，不宜使用。

（7）创作人员应换位思考。有的作者认为，某些略语简单、常用、都熟悉，不需附加中文解释。这是误解。①略语有多义性；②本专科熟知的略语，其他专科人员未必了解；③每部书籍的读者均不限于某一专业或专科。因此，创作人员必须从非本专业（科）读者的角度，认真做好略语首现的中文解释。

（8）编辑人员改动略语务必慎重。编辑人员对略语有疑问时，先查资料，然后处理，并需请作者核对，或者直接向作者提出质疑，切忌凭印象修改，以免出错。笔者曾经见到，心血管科医生表述治疗高血压药物之一为“ARB”，未附中文，责任编辑将其解释为“血管紧张素Ⅱ转换酶抑制剂”，造成重大错误，编辑人员应吸取此类教训。

（9）医学科学已进入分子时代，染色体畸变和基因突变已成为研究、处理疾病的主要问题。创编人员应多学习、掌握遗传学知识特别是核型分析、基因定位知识，力争引用准确，杜绝表述差错。

4．医学名词略语集锦

为便于读者研究、参考，笔者将有关资料辑录如下。

附录12　常见不规范或不正确的略语符号

六、数词问题

1. 概述

（1）数词的种类　数词是表示数目的实词。总体而言，数词分为确数与概数。①确数：表示准确的数目，包括基数词、序数词。基数词又分为整数、分数、小数和倍数；②概数：表示大概数目，包括约数和范围数。

（2）数词使用特点　①一般不直接加在名词前边，数词与名词之间需加量词，但非绝对，有时可直接组合，如“25 人”，“人”是语素（单纯名词），并无量词，但语法上无误；②经常使用的形式是数词与量词结合，成数量词，即通常所说计量单位，如 150mg，4×10^9/L；③称数法中，倍数称数法和概数表示法容易错误。

（3）倍数称数法　所谓“倍数”是在数词后加量词“倍”，用于表示“大于”或增加。

1）表示“增加”需加限定词　汉语的特点之一是具模糊性，有的名词只有加限定语才能成为确数，“增加”是其中之一。“增加”是一个概念性名词，“增加了”和“增加到”是完全不同的概念。例如，“今年日门诊量增加 2 倍”，含义不清，以 5000 为例，“增加了”2 倍是 1.5 万，“增加到”2 倍是 1 万。所以，表示“增加”必须界定是“了”还是“到”。

2）表示“减少”不能用倍数　从数词的角度认识，任何数字，减少 1 倍都是“0”，减少超过 1 倍的说法不成立。所以，表示“减少”，不能用倍数，只能用分数。例如，白细胞数从 $4\times10^9/L$ 降到 $2\times10^9/L$，是减少一半（1/2），不是“减少 1 倍”。

（4）概数的表示方法　包括约数和范围数。

1）两个相邻数词连用　①一般是基数词连用，如七八天，十五六个；②多数是小的数字在前，大的数字在后，但也可相反，如“两三天”也可说“三两天”。要虑及说话习惯，如“七八天”不能说“八七天”；③不连续基数词也可连用，如“三五天”。同样要注意说话习惯，如不能说“七九天”。

2）数词或数词短语后加表示约数的词语　常用的有“左右”“上下”“前后”“多”“以上”“以下”如 70kg 左右，100 多 cm。

3）数词或数词短语前加表示约数的词语　常用的有“约”“大约”“近”“成”如约 500 人，成千上万。

4）范围数表示　在两个数字之间加表示范围的符号“~”即可。

2. 数词使用原则

（1）年份必须用全称，不能用简写或缩写　如 2009 年不能写成“09 年”或“’09”。

（2）两位以上的阿拉伯数字或罗马数词不能转行。

（3）表示约数的汉字不能前后并用　如大约 50mg 不能写成“大约 50mg 左右”。

（4）表示“不足”与表示“超过”的汉字不能并用　如近 200 人不能写成“近 200 多人”。

（5）表示整数（整、足）与表示约数的汉字不能并用　如“300 多箱”不能写成“整整 300 多箱”；“连续工作 20 多小时”

不能写成“连续工作足足20多小时”。

（6）表示增加（减少）必须界定是“到”还是“了”。

（7）表示减少不能用倍数，只能用分数。

（8）表示限定数（以上、以下；超过、不足；多于、少于；大于、小于）只能用确数，不能用范围数或约数　如“血压超过150～160mmHg”，不能解读，必须确定是超过150还是160，如果非要用范围数，只能写成“血压在150～160mmHg之间”；“存活期超5年多”同样不能解读，只能写为“存活期超过5年”，如果非要用约数，只能写成“存活期在5年以上”或“存活期近6年”。

（9）表示平均数或中位数只能用确数，不能用范围数或约数　如“平均240～250”，只能写成“平均240”或“平均250”，如果非要用范围数，只能写成“一般是240～250”；“中位数约80”，只能写为“中位数80”，如果非要用约数，只能写成“一般约80”。

（10）表示公元、年代、分数及两位以上基数一律用阿拉伯数字。

（11）表示夏历年月日的数词不用阿文而用汉字，如民国三十六年十月十五日。

（12）表示相邻（或不相邻）连用数词不用阿文而用汉字，如三五天，七八种。

（13）表示十进量级数字（如10万、百万、千万）可简化为汉字，如2 000 000→2百万。

（14）表示数词与名词组成的定型词，数词不用阿文而汉字，如十二指肠、二十碳、十二导联、十肽、三角架、五线谱。

（15）范围数的表述方法　①易致量词误解者，数词两端均需加量词，如5～6%→5%～6%，否则易被读为整数“5”至

6%：不会被误读者，只需右侧加量词，如 14~18℃；②范围数乘数幂者，范围数需加括号，如（4.0~5.5）$\times10^{12}$/L，若不加括号易被误读为整数 4~5.5$\times10^{12}$/L。“4.0$\times10^{12}$/L~5.5$\times10^{12}$/L”的表述虽无错但繁琐，不可取。

3. 数词使用不当的主要表现

根据笔者所见，主要表现有以下 5 种。

（1）表示“减少”用倍数　这是数词表述最严重的差错，无法解读，甚至无法猜读。此问题医学文稿时有出现，日常生活更是经常可见。笔者曾在一份颇有影响的北京某报上，连续发现 4 例此类表述错误。

例 1　燕化汽柴油硫含量短短五年下降九倍（2009 年 8 月 3 日头版头条特大号字标题）

该文内容所述是硫含量从 500ppm 下降到 50ppm，降低 90%。这是极典型的“减少”误述实例。

例 2　轻微醉驾有望获缓刑——发案同比下降 393%（同一报纸 2013 年 7 月 16 日 A14 版中一则报道的标题及肩题）

该文所述实则 2012 年上半年审结 106 件，2013 年上半年审结 27 件，其下降是 1-27/106=0.75，即降低了 75%。

例 3　天价晚宴价格跳水好几倍（同一报纸 2013 年 12 月 6 日 A14 版中“廉政风吹散天价圣诞晚宴”报道的副标题）

该文报道实为往年 6000~8000 元/位，2013 年则 2000 元/位，降低幅度是 1-（2000/6000~2000/8000）= 0.67~0.75，即 67%~75%。

例 4　湘鄂情交出史上最差年报——巨亏 5.6 千亿元，净利润大降 788.86%（同一报纸 2014 年 3 月 1 日 13 版头条标题）

该报道无具体数据，肯定错误但无法解读。

（2）表示“增加”未加限定数。

（3）平均数与约数或范围数并用　平均数是若干确数的平均值，与约数或范围数绝无兼容可能，切忌并用，否则将无法解读。

例 5　潜伏期平均 7~10 天。

该表述无解。只能做下列任选之一处理。①在“7~10”中选定一个确数；②将“平均”改为“一般”；③删除“平均”做含糊叙述。

（4）中位数与约数、范围数、限定数并用　中位数是平均数的种类之一，必须、而且只能用确数，否则含义不清。

例 6　中位发病年龄 60~70 岁，中位存活期 10~15 年以上，中位发病年龄约 40 岁，中位存活期约 1 年。

这是笔者在一部百科全书分卷上看到的，46 个条目共 58 处如此叙述，彻底颠覆了中位数的概念。处理办法：①删“中位数”；或②改为“一般”；③删“约”，三者任择其一。

（5）限定数或范围数与约数并用　限定数是确数限值，范围数有确定范围，与约数不可兼容。例如，①“收缩压不超过 160~170mmHg”，词义含糊，允许不超过 170，必然允许不超过 160，故改为“不超过 170mmHg”；②“白细胞数不少于（4~5）$\times10^9$/L”，允许不少于 4×10^9/L，必然允许不少于 5×10^9/L，故改为“不少于 4×10^9/L”；③“日门诊量约 5000~6000 人次”，“约”与范围不兼容，应删“约”。

（6）表示约数的汉字前后并用　表示约数的汉字，在数词前或后任择其一，若两者并用，必然词义含糊。例如“约 2000 多人”，无法理解约数含义，应将“约”或“多”任删其一。

4. 数词使用不当的应对办法

①数词表述比较简单，只要熟悉使用原则，一般都不会用错；②重点要记住 3 点，一是“减少”决不能用倍数，二是“增加”需用限定词，三是平均数、中位数必须而且只能用确数；③数词问题无专用工具书可查，了解使用细则需向语法书籍或《法定计量单位在医学上的应用》等求证。

七、计量单位问题

从语法角度认识，计量单位是一种特殊用法的量词。把一个未知的量与已知量比较称计量，已知量由数词和量词构成，比较的结果即是计量单位。用于检测未知量的器具称计量器。

1. 量词的种类

根据《语法》叙述，量词是表示事物或动作数量的词，分为名量词和动量词两大类。

（1）名量词　表示事物数的量词，是数词与名词中间的连接词，分为专用量词与借用量词两大类。专用量词又可分为5种。①个体量词：常用的有“个”“把”“张”“条”等；②集体量词：常用的有“副”“双”“套”“群”等；③不定量词：常用的有“点”“些”；④准量词（下述）；⑤度量词（下述）。

（2）动量词　表示动作或变化次数单位的词，也分为专用动量词和借用动量词两大类。与医学文献计量单位关系较密切的动量词是“次”，如（心率）78次/分。

2. 准量词

有些名词，本身并非量词但可直接与数词相连，其语法功能基本与量词相同，此类名词称准量词。主要有：年、月、日、时、分、秒；国、省、市、区、县等。这类词语的基本属性是名词，使用方法与量词有别。作为单纯准量词使用时，一律用中文，如2016年3月5日9时30分0秒；作为复合量词使用时，若另一量词可用西文，准量词用西文，如r/min，mg/d，若另一量词不能用西文，则准量词也用汉字，如次/分。

3. 度量词

度量衡的计量单位，也是与医学文稿关系最密切的量词。

（1）长度　千米（km）、米（m）、厘米（cm）、毫米（mm）、微米（μm）、纳米（nm）等。

（2）容量　升（L）、分升（dl）、毫升（ml）、微升（μl）等。

（3）重量　千克（kg）、克（g）、毫克（mg）、微克（μg）、纳克（ng）等。

（4）面积　平方千米（km^2）、平方米（m^2）、平方厘米（cm^2）、平方毫米（mm^2）等。

（5）体积　立方千米（km^3）、立方米（m^3）、立方厘米（cm^3）、立方毫米（mm^3）等。

使用度量词应注意两点：①旧制已弃用；②西文符号有通用规则。

4. 我国使用的计量单位

根据《法定计量单位在医学上的应用》（中华医学会编，人民军医出版社）（以下简称《应用》）记载，我国现在使用的计量单位有两种。为了便于介绍“常见表现”，将两种单位的内容简要复述如下。

（1）国务院命令使用的单位　1984 年 2 月 27 日，国务院颁布了《关于在我国统一实行法定计量单位的命令》，并随文公布了《中华人民共和国法定计量单位》（以下简称《计量单位》）和《中华人民共和国法定计量单位使用方法》（以下简称《使用方法》）。

1）《计量单位》内容

• 国际单位制（SI）的基本单位：如长度：米（m）；质量：千克或公斤（kg）；时间：秒（s）；电流：安培（A）；物质的量：摩尔（mol），等。

• SI 的辅助单位。与医学关系不密切，不列举。

• SI 具有专门名称的导出单位。例如频率：赫兹（Hz）；压力、压强、应力：帕（Pa）；能量、功、热；焦耳（J）；功率：瓦（W）；电压、电位、电势：伏特（V）；摄氏温度：摄氏度（℃）；放射性活度：贝可（Bq）；吸收剂量：戈瑞（Gy），等。

• 国家选定的非 SI 单位。如时间：日（d）、时（h）、分（min）；旋转速度：转每分（r/min）；质量：吨（t）、原子质量单位（u）；体积：升（L）；能：电子伏特（eV）；级别：分贝（dB），等。

• 用于构成十进倍数和分数单位的词头。如 10^6：兆（M）；10^3：千（k）；10^{-1}：分（d）；10^{-2}：厘（c）；10^{-3}：毫（m）；10^{-6}：微（μ）；10^{-9}：纳（n），等。

这些单位，已在包括医学领域的全国各行业普遍使用。

2）《使用方法》的内容　该文分 4 个方面叙述了法定单位的具体使用注意事项。

（2）与医学有关的许用和非许用单位　此单位由中华医学会编制，详录于《应用》一书，内容分 3 个方面。

1）与医学有关的常用的许用单位和非许用单位。

2）人体检验新旧单位参数值的换算及实际应用中的一些问题。

3）人体检验新旧单位参数值对照表。

此外，《医药卫生书稿编写手册》（人民卫生出版社）也有计量单位附录，其原则与上述一致，内容也相近，但其新旧单位换算表更方便实用，一查便知。

5. 计量单位不规范的主要表现

准确地说，包括不规范和不正确两种情况。根据规范要求及业内共识，笔者所见的表现有下列 9 种。

（1）使用不准确的符号　此类问题主要源于英文字母大小写混淆，如 cm 误为 CM，mg 误为 MG，kD 误为 KD 或 kd 等。详见附录 18，“失准符号”摘自“编辑手记”，规范符号参考自《应用》。

（2）使用错误符号　此类问题有两种情况，一类是正规出版物不用的错误符号，如 μm 写成 μ，ng 写成 mμg，mg/dl 写成 mg%，等；另一类是国外虽曾应用但早已废弃、国内未曾使用的符号，如 μg 写成 γ，μl 写成 λ，g 写成 gm，等。详见附录 19，“错误符号”摘自“编辑手记”，正确符号参考自《应用》。

（3）使用旧计量单位　所谓“旧计量单位”是指以前使用正确，但国家规定统一使用法定计量单位后，已列为“非许用单位”者。例如，克分子浓度（M）→摩尔浓度（mol/L），当量浓度（N）→摩尔浓度（mol/L），拉德（rad）→戈瑞（Gy）等，详见附录 20。这类问题在医学文稿中常见。

需要指出，计量单位使用规范早已要求，将质量浓度（如 mg/dl）改为物质的量浓度（如 mol/L），但因有些物质的相对分子量尚不清楚，兼之人们对“mol/L”并不十分熟悉，目前，除一些检测仪器设新旧对照外，医学文稿中几乎是 mg/dl 与 mol/L 并存，转变观念可能需要一个过程。所以，笔者未将此种情况列入“使用旧计量单位”的范围。

（4）使用双斜线　此类问题主要出现在 3 个量词组成的复合单位。例如（箭头后为规范用法）：

mg/kg/d→mg/(kg · d) 或 $mg \cdot kg^{-1} \cdot d^{-1}$；

ml/kg/h→ml/(kg · h) 或 $ml \cdot kg^{-1} \cdot h^{-1}$；

μg/kg/min→μg/(kg · min) 或 $\mu g \cdot kg^{-1} \cdot min^{-1}$，等。

（5）使用中文计量单位　计量单位的表述有中文与西文两种方法。其使用原则，按业内共识，科普作品及初级专业读物用中文；中级以上论著、教材或工具书使用西文。此处所说指后者，但只限于计量。例如，5 厘米→5cm，10 平方米→$10m^2$，20 毫克→20mg，等。文字叙述涉及量词但无计量含义时，应使用中文，如“若干厘米”不能写成“若干 cm”。

（6）中西文计量单位混用　此类问题有 3 种情况：①是在同一书稿中，此处用中文，彼处用西文；②是复合单位未按规定使用西文，如 mg/日→mg/d，r/分→r/min，升/h→L/h，等；③是无法统一为西文的复合单位中西文混用，如次/min→次/分（箭头后为规范，下同），次/d→次/日，mg/次→毫克/次（或改为每次×mg）。

（7）计量单位表述不完整或不准确　计量单位是一个独立系统，由数词和量词组成数量词组，完整、准确表述才能明确含义。医学文稿中，此类问题有不完整及不准确两种。

1）表述不完整　此类问题是只有数词没有量词，数词源于旧制，解读靠“猜”，在临床类书籍中较常见。例如，白细胞 5000→5×10^9/L（箭头后为规范表述，下同），血红蛋白 12→120g/L，血小板 15 万→150×10^9/L，等。

2）数据表述不准确　此类问题极易导致数据误读，常见两种情况：①不同量级数据表述不严谨，如“红细胞 4~5 百万个”，按范围号理解，是 4 个到 5 百万个，应该表述为 4 百万~5 百万，即 $(4\sim5)\times10^{12}$/L；青霉素用量 60~80 万 U→60 万~80 万 U；②范围数乘数幂未加括号，如 $6\sim8\times10^{9}$/L，可理解为 6/L 到 8×10^{9}/L，应该表述为 $(6\sim8)\times10^{9}$/L。

（8）无计量含义的量词用西文　根据计量单位使用规则，作为文字叙述的非计量量词，一律使用中文。一些文稿，用西文表述非计量内容。例如，数 cm→数厘米，几 nm~几 μm→几纳米到几微米。

（9）单纯计量单位准量词用西文　如上所述，时间属准量词，单独计时用中文。但是，文稿中比较常见用西文表示时间。例如，d→日（或天），h→时（或小时），min→分（或分钟），s→秒（或秒钟）。一个特殊情况是心电图专业叙述中，有“ms”用法，是否改为“毫秒”？无统一规定，笔者认为，可作为特例，保留“ms”用法。

（10）mg/(kg · d) 与 $mg\cdot kg^{-1}\cdot d^{-1}$ 使用不统一　虽然两种单位均为规范用法，可以任择其一，但是在同一部书稿中，只能择用一种。交叉使用既不严肃，也使初学者无可适从。

6. 不规范计量单位的应对办法

（1）重要问题应该重点处理　在不规范的诸多表现中，“使用不准确符号”“使用错误符号”“使用旧计量单位”是重点对象，因为它影响大、发生频率高、修改较复杂、有的需要查工具书，必须作为重点问题，仔细处理。

（2）转换非十进关系新旧单位需要格外小心　转换新旧单位时，换算系数为 1、0. 1、0. 01 等十进关系的，处理比较容易，但是换算系数诸如 17. 1、0. 133、0. 0104 等非十进关系的，容易出错，需要格外小心，最简便的办法是从有关工具书的“换算表”中直接查得。

（3）常用计量单位必须熟记　计量单位的特点是种类多、符号及单位均复杂，全部记住不可能也没有必要。但是，对 SI、国家选定的非 SI、十进词头及与医学有关的许用和非许用单位中，常用符号和单位应该熟记，以期提高效率。

（4）牢记单纯准量词必须使用汉字的规则。

（5）规范计量单位责任编辑起主要作用。

7. 不准确计量单位辑录

笔者将审稿所见不准确计量单位辑录于附录 18 计量单位的失准符号，附录 19 计量单位的错误符号，附录 20 常见旧计量单位，供同仁参考。

八、图表问题

1. 简述

（1）图表的作用　图表是论述的补充、说明或佐证，是书籍的重要组成部分，有的图表甚至是学说、观点信度不可缺少的材料。

（2）图表的组成要素和种类

1）插图　组成要素：图号、图题、图身、图注（不是每图皆有）。种类：有多种，医学文稿常用的是线条图、框图和照片（含黑白与彩色）。

2）表格　组成要素：表头（编号和表题）、表框（反线）、表项（栏目）、内容（文字和/或数字）、表注（不是每表皆有）。种类：多线表、三线表、无线表。医学文稿常用三线表，但有特殊要求的表格（如调查表）也可用多线表。

2. 图表制作及使用的基本要求

（1）制作　①设置：只选最必要者，凡内容简单或单一，文字可说清楚的，不宜也不必设置图表；②内容：准确无误，数据尤应核对；③设计：充分体现其综合性和清晰性；④图表头编排原则：图号图题在图下方，表号表题在表上方；⑤图表及其“注”的西文，必须中译，略语、符号必须注明中文含义；⑥引用他人资料必须注明出处，来源不明图表不能使用。

（2）编号 ①准确但不过繁，以不致误读误判为度。一般以章或章节为单位编号；百科全书以条目为单位编号；科普作品以全书为单位编号；以篇、章、节为单位的编号只用于百万字巨著；②全书编号原则必须一致，切忌有的以章为单位、有的以章、节为单位编号；③编号必须注意序贯性，切忌重复或跳跃。

（3）使用 ①凡设图表文字叙述必须引用；②文字叙述引用者必须有图表；③文字叙述引用与图表号、题、内容必须严格一致，既忌文字叙述引用错误，也忌因图表号、题易位而致无法引用或引用错误；④图表中有“注”（角号）者，图表下方需有角号专项说明，反之，图表下方有角号专项说明者，图表中也需有相应角号；⑤文字叙述图表内容点到为止，切忌过分重复，尤忌复述数据；⑥文字引用与图表排位必须相应，既忌先图表后引用，又忌引用后图表排位过远，尤忌跨“节”编排。

3. 医学文稿图表的常见问题

（1）图表制作粗糙 ①照片图或彩色图图像不清楚；②线条图太大或太小，线条过粗或过细，影响版面设计；③表格数据与文字叙述不一致或分数据与合计数据不符。

（2）编号不当 ①一书使用两种甚至多种编号系统；②编号漏、错、重叠或跳跃；③编号系统过繁（如 1-1-1-1）；④从其他书籍移植的图表编号未改。

（3）图表与正文不一致 ①文字引用与所指图表非同一内容；②附有图表但文字没有引用；③文字引用但未附图表。

（4）图表角号与图表注角号不一致 ①图表有角号（如＊，＊＊）但图表下方未对该角号做相应说明；②图表下方有角号说明但图表中无相应角号。

(5) 图表排位不当　①图表排列先于文字引用；②图表跨节排列。

(6) 图表未编号、无文题，或两者皆缺。

(7) 引用他人图表但未注明出处。

(8) 英文图表没有译成中文。

(9) 图表号、题易位导致无法引用或引用错误。

4. 图表问题的应对办法

(1) 作者的责任　①设置图表三思而行，只选最必要者；②制作图表要遵循“草样—修改—成品”的设计程序，切忌“一气呵成”；③图表组成要素必须齐全；④有图表必用，引用必有图表；⑤引用图表要准确，切忌“张冠李戴”；⑥图表引用不能跨“节”；⑦西文必须中译，英文略语、符号必须说明；⑧引用他人资料需注明出处。

(2) 责任编辑的责任　①每图每表必对是责编的基本责任；②核对内容：组成要素是否齐全；编号是否准确；图表是否引用，引用是否有图表；文字叙述引用与图表内容是否一致；简单图表可否改为文字叙述；文字叙述是否过分重复图表内容；③处理：有能力修改的改后请作者核对，无力处理的请作者修改或补充，质疑要具体、可操作；④插图大小以能看清为度，一般设定在5cm×5cm左右。过小、看不清的应注明放大，过大的要标明缩小的分数，如“图缩去1/4，图中字录六号白宋”等编辑附语。

九、参考文献问题

1. 简述

（1）参考文献的作用　①借鉴他人的学说、观点或成果，说明、补充或佐证自己的论述，是创作书籍不可缺少的参考资料；②参考文献表可为读者提供查询原著的信息，是不可缺少的辅助资料。

（2）使用参考文献的要求　①引用文献（重要或关键的内容，特别是首创的理论、观点、方法），不管是一句话还是一段内容，均需注明出处，否则属于侵权或变相侵权；②编列文献表必须用统一格式，对格式不统一的文献，应按国内规定，统一成一种体例；③译文的文献，既无需统一格式也不必重录，直接扫描印刷即可。

2. 使用参考文献的方法

（1）注明出处的方法　主要有两种，一种是“顺序编码法”，即以引用先后为序，将所引用文献全部编号，在正文引用处以带括号序号，用右上角码注明。例如“ICRU 致力于研究电离辐射量和单位[5]。”另一种是“作者-出版年法”，即在引用之后以带括号的全角文字列出所参考文献的作者和出版年。例如，“该计算机被称为现代计算机始祖的第一台计算机（Eckert 和 Mauchley，1946）。”不管使用何种方法，参考文献表均按此顺序编列。医学文稿中，使用顺序编码法较多。每部著作只能使用一种方法。

（2）编制参考文献表的方法　以顺序编码法为例说明。

［**杂志**］

作者. 文题. 杂志名称，年，卷（和或期）：起止页（也可只标起页）.

举例

①Paglia P，Chiodoni C，Rodof M，et al. Murine dendritic cells loaded in vitro with solube protein prine eytatoxic T lymphocytes again tumor antigen in vivo. J Exp Med，1996，183：311-322.

②孔宪涛，侯健，张玲珍，等. 76 例 MM 患者血清 IL-6 活性分析. 中华血液学杂志，1993，14：451.

［**书籍**］

作者. 书名. 出版地：出版社，年，起页.　或，

作者. 文题. 见：×××主编. 书名. 出版地：出版社，年，起页.

举例

③Tanssig MD. T cell hydridoma. Cambridge：CRC Press，1985，1-19.

④Male D，et al. Toerance and autoimmunity. In：Male D，et al eds. Advance Immunology. London，New York：Gower Medical Publishing，1987，1-12.

⑤龙振洲. 医学免疫学. 第二版. 北京：人民卫生出版社，1996，1-226.

⑥潘瑞彭. 免疫增殖病. 见：马宝骊，肖祥熊主编. 医学免疫学. 上海：同济大学出版社，1987，214.

以上所列 6 种体例，包括中文、英文的杂志及书籍，这是国内医学专业参考文献的所有形式，按此体例编排，则文献体例

规范、正确。其中要特别注意两点：①多作者的，只列前 3 名，第四名起，加逗号并用“et al”（等），即使只有 4 名作者，第四人也同此原则；②要特别注意各类文献中，黑点、逗号、比号、冒号的准确应用，切忌混乱。

（3）书籍与杂志引用文献方法有差别　①一种是正文不设角码，只在文后编录文献表；另一种是正文逐条加入引用角码。目前，国内多用第一种方法，国外均用第二种方法。按一般规则第二种方法规范，但国内无刚性规定，第一种方法也不算错；②杂志：国内外用法一致，每条文献正文均设角码。这种用法比较科学，新技术、新方法、新观点都需明确来源和出处。

（4）有些资料不能作参考文献　①报纸：不负专业法律责任；②非正规专业杂志：资料不可靠；③内部文章或未经发表的学位论文：不作为凭。

3. 参考文献的常见问题

（1）引用缺项　这是最常见、最普遍的问题。根据笔者所见，文献组成任何成分都可出现缺项，其结果是参考书籍不能甄别同名或版次，参考杂志不能查到所引文章，丧失参考价值。

（2）引用体例不规范　这是文献表更常见的问题，主要是文献组成成分及标点符号未按规定处理，虽不影响查阅，但甚碍外观，常被质疑为不认真、不严肃。

（3）引用报纸或内部资料　报纸资料无专业参考价值，内部资料既不作为凭也难找到，均在不宜引用之列。

4. 参考文献不规范的应对办法

（1）创编人员均应重视　参考文献引用体例是长期固定格

式，更无高深技术含量，只要思想重视、态度认真，规范使用并非难事。

（2）创作者应严格按规定录入，并认真校对，防止疏漏。项目不全且一时无法找到补齐资料的文献，应该舍弃。

（3）坚决杜绝报纸或内部资料。

（4）责任编辑应按规定，每条核对，缺项者提请作者补充，内部资料提请作者删除，体例不一致者按规定核改，严防疏漏。

（5）终审人员对文献问题切忌视而不见或放任自流。

十、标题体例问题

1. 简述

(1) 专述标题的原因　理论上说，标题层次和体例都较简单，无技术含量，不易发生问题，不必专节叙述。但是，实际情况却使笔者体会，医学文稿的标题差错比较常见，难觅一部标题体例没有问题的作品。据此，列本节简要介绍标题编列的基本要求、常用标题体例、常见的标题问题及应对办法，以期引起创编人员的重视。本节只介绍节下标题，不涉及编章节题。

(2) 标题的作用　任何论著的标题均由两部分组成：篇、章、节题；节（或不分节的章）下各级标题。任何标题都是全书内容概要和具体内容分类，为读者提供识别重点、择要阅读的信息，因此可以说标题是书籍的内容大纲，阅读指南。

(3) 标题的内含　①组成：任何标题都由三部分组成：序号，文字内容，字体字号；②分级：标题按重要性及顺序，分为一级至六级，二级标题是一级的子标题，依次类推；③编排：中题、边题、插题。

(4) 标题的多样性　标题的体例，概括地说有两种 4 类，一种是西式标题（国外习用，故笔者将其称为西式标题），它又分为两类：①顺序编号标题；②文字识别标题。另一种是中式标题，它也有两类：①顺序编号标题；②固定类型标题。

1）西式标题

顺序编号标题：①顶格排；②以主标题为序编排子标题序号，如1，1.1，1.1.1；1.2，1.2.1，余类推。

文字识别标题：①顶格排；②不设标题序号，以字型字号识别标题层次，如印刷体、手写体，白体、黑体，正体、斜体。

2）中式标题

顺序编号标题：①缩2格排（少数居中排）；②各级标题均独立编号，如一（一）1（1），一（二）1（1），二（一）1（1），二（二）1（1）等。

固定标题；一般只适用于栏目相对固定（如病因、病理、症状与体征、诊断、治疗、预后、预防）的标题。①缩2格排；②用鱼尾弧（或中括号）代替标题序号；③鱼尾弧下按顺序编号原则编序。

（5）标题的统一性　标题种类虽有多种，但在同一部著作，标题设置必须统一。①标题种类统一；②标题层次设置相对统一（绝对一致不可能）；③同级标题体例统一。

2. 标题设置的基本要求

（1）制订“编写大纲”　内容包括标题设置和叙述要点。创作全程严格实施“大纲”，切忌随意改动，这是作品创作的基础。

（2）标题设置不可过繁过细　标题一般分六级，但并非每部书稿标题都设六级。中、小篇幅（一般指50万字之内）书籍，标置设置一般不超过四级，即使百万字巨著，标题设置也不宜超过六级。若内容比较复杂，应甄别、合并。标题过细过繁易致结构松散、版面零乱。

（3）标题文字应简单明了　除固定栏目文稿外，标题文字甚有讲究。①含义明确，切忌模棱两可；②文字简练，切忌累赘；③子标题不宜重复主标题文字。标题文字要真正发挥导读提纲作用。

（4）同级标题体例必须一致　①序号必须一致；②编排格式（中题、边题、插题、标题后空格或加冒号）必须一致，防止标题层次混乱甚至倒错。

（5）无标题段落不可用一、二级序号　一、二级序号指“一”和“（一）”。按版面设计的一般做法，一级和（或）二级标题，字型字号均有别于三级标题和正文，若无标题段落用一、二级序号，则版面设计时起段文字字型字号无法设计。

（6）鱼尾弧标题下不用一级序号及标题。

3. 医学文稿常用标题格式

除固定类型标题外，常用中式顺序标题，一般格式如下。

一、△△△△△（一级标题，边题。百万字巨著亦可用中题）

△△△△△

（一）△△△△△　△△△△△（二级标题，插题。若为长篇论著，亦可用边题）

1. △△△△△　△△△△△△（三级标题，插题。标题后亦可用冒号，但需统一）

（1）△△△△△　△△△△△△（四级标题，插题。标题后亦可用冒号，但需统一）

1）△△△△△　△△△△△△（五级标题，插题。标题后亦可用冒号，但需统一）。①△△△△；②△△△△；③△△△△（六级标题，接排标题，不分段，间隔号用分号或句号均可，但需统一）

说明：①“中题”指标题居中，“边题”指标题缩 2 格排列，标题后另起行，“插题”指标题后空一格（或冒号）接排正文；“接排标题”指标题（或无标题的序号）均不分段，只在文字叙述中插用。这些都是笔者在实践中总结的名称，一般出版书籍无如此称谓；②所谓“一级标题”“六级标题”，是书稿对节下标题层次的通用称谓；③上述标题格式不是“必须如此”，而是“参考使用”。

4. 医学文稿标题的常见问题

（1）标题设置过细过繁　按“一般书稿设置六级标题”的共识，有的书稿标题细度明显超此限度，其层次甚至在 10 级以上，标题序号用到“甲乙丙丁”“ABCD”甚至“abcd”，版面松散零乱，内容支离破碎。

（2）标题编号错、漏、重、层次不清　此类问题有两层含义：①是同级标题未按序贯编号，出现重复或跳跃；②是主标题使用子标题级序号或之一，导致层次不清。

（3）同级标题体例不一致　①有的用边题有的用插题；②插题的标题后有的用空格，有的用冒号，有的用句号，比较混乱。

（4）鱼尾弧下使用一级标题序号　这些问题导致标题的字型字号顺序关系颠倒。

5. 标题问题的应对办法

（1）创作者认真处理是根本办法　笔者从实践中体会，标题体例出现问题若源于创作者，是思想不重视，处理不认真。解决办法是：①创作前制订“编写大纲”；②创作中严格实施

“大纲”；③创作后“回头看”，发现错误及时纠正。

（2）责任编辑集中核对标题是最有效措施　①加工之前浏览全书，了解标题设置原则并记录在案，作为比对根据；②加工中为防止记忆中断，先核标题后审正文，以“节”为单位集中比对标题序号及层次，发现问题集中处理；③发现标题过繁过细或子标题重复主标题文字，务必提请作者处理。

（3）终审人员严格把关是标题无误的保证　终审人员对全书负责，核对标题责无旁贷。忽视“小问题”或认为文稿已加工标题“不会存在问题”都不正确。笔者最近审阅一部中幅文稿，不足50万字，已经加工成形，完成版面设计，但仍有10处一级标题编错，充分说明终审把关的重要性。

附　　录

附录 1　医学专业内容错误 100 例解析

细胞生物学

例 1　细胞核是细胞内最大的细胞器。

解析： 细胞核与细胞器是两个概念，细胞核不是细胞器。①生物有 3 种：非细胞生物（如病毒）、原核生物（如细菌）、真核生物（如真菌、动物、人类）；②原核细胞体积小、结构简单、没有典型的细胞核（只有核区、核质）；③真核细胞体质较大，结构较复杂，由细胞膜、细胞质、细胞核组成，细胞质包括细胞器（线粒体、核糖体、高尔基体、溶酶体、内质网）、内含物、细胞基质和细胞骨架，细胞核包括核仁、核质和核膜，是生物繁衍及遗传变异的物质基础。

处理： 简单处理：全句改为“细胞核是细胞的重要结构。”详细修改可在该修改叙述的基础上加“它包含着遗传物质，蕴藏着遗传信息，决定细胞内蛋白质的生物合成，并在一定程度控制生命活动的过程。”

例 2　细胞周期：G_0 静止期，G_1：DNA 合成期，S 期：DNA 静止期，G_2：DNA 合成后期。

解析： 这是某医学院教师在某书稿中的一段叙述，严重混淆细胞繁殖周期的基本概念，除“G_2”外，其他叙述全部错误。细胞周期分为 4 期（不是 5 期！）：G_1：DNA 合成前期，S：DNA 合成期，G_2：DNA 合成后期，M：有丝分裂期。G_0 是 G_1 的一个阶段，不是一个期。

处理：按“解析”所述 4 期重写“细胞周期”。

例 3　白细胞的种类：中性粒细胞、单核巨噬细胞、嗜酸性粒细胞、淋巴细胞、浆细胞。

解析：这也是某医学院教师在书稿中的一段叙述，严重混淆白细胞组成的基本概念。①白细胞由中性粒细胞、嗜酸性粒细胞、嗜碱性粒细胞、淋巴细胞、单核细胞组成；②单核巨噬细胞不在白细胞之列，是单核细胞从血液进入组织以后演变而成的大吞噬细胞；③浆细胞也不是“白细胞”，而是 B 淋巴细胞在抗原刺激下分化增生而成的、分泌相应抗体的、不再具有增生功能的终末细胞，是细胞免疫的组织基础，主要分布在淋巴组织和脾；④漏述“嗜碱性粒细胞”。

处理：全句改为：“白细胞的种类：中性粒细胞、嗜酸性粒细胞、嗜碱性粒细胞、单核细胞、淋巴细胞”。

解　剖　学

例 4　消化系统由口腔、舌、食道、胃、十二指肠、小肠、结肠、乙状结肠、直肠、肛门组成。

解析：此例见于某初级卫生人员培训教材，解剖学概念混乱，叙述无序。①消化系统由消化管和消化腺组成。消化管：口腔、咽、食管、胃、十二指肠、空肠、回肠、盲肠、阑尾、结肠、直肠、肛管。消化腺：肝、胰、涎腺；②结肠可细分为升结肠、横结肠、降结肠和乙状结肠；③涎腺主要指三大涎腺：腮腺、舌下腺、下颌下腺，此外还有诸多小腺体；④口腔中既非“管”亦非“腺”的舌，传统上不单列，牙则归属口腔专科；⑤咽是消化系统和呼吸系统的共同通道，其中的口咽属消化系统；⑥肛门不是器官，其解剖学基础是肛管。

处理：①简单处理：全句改为“解析”①的全部内容；②详细处理：全句按“解析”①、②、③内容综述。

例 5 呼吸系统开口于口腔、鼻腔。

例 6 呼吸道由鼻咽、气管、支气管和肺组成。

解析：叙述不完整、不准确。①呼吸系统分为输送气体的呼吸道（多称“气道”）和交换气体的呼吸部组成，由鼻、咽、喉、气管、各级支气管和肺组成；②咽是呼吸系统和消化系统的共同通道，其中的鼻咽属呼吸系统；③口腔不在呼吸系统组成之列，通过口腔呼吸属于非正常状态。

处理：按“解析”①的内容修改。

例 7 人的内分泌腺由甲状腺、甲状旁腺、肾上腺、垂体、松果腺、胰腺、胸腺以及男女生殖腺组成。

解析：此例见于某初级读物，叙述不准确、不完全。①正常人体内分泌系统包括内分泌腺和内分泌组织。内分泌腺有：垂体（腺垂体、神经垂体）、甲状腺、甲状旁腺、肾上腺、性腺（睾丸和卵巢）、松果体、胸腺。内分泌组织主要有：神经内分泌组织，胃肠、胰岛、肾和性腺等多种组织，妊娠期胎盘组织；②内分泌腺和内分泌组织是两个概念，前者是独立的器官，后者是附属于某器官，可分泌激素的组织；③胰腺整体而言属于消化腺，只有其中的胰岛组织具有内分泌功能；④多种恶性肿瘤组织也可释放异源性激素或类激素，但它们均属病理性分泌，不在正常人体内分泌之列。

处理：①简单处理：删除文句中的“胰腺”；②详细处理：按“解析”①的内容叙述。

例 8 腮腺癌是发生在腮腺（80%以上在耳下腺、5%～10%在颌下腺、1%在舌下腺）的恶性肿瘤。

解析：不了解涎腺的组成及腮腺与涎腺的关系，基本内容错误。①涎腺由三大涎腺和诸多小腺体组成；②三大涎腺是：腮腺、下颌下腺、舌下腺；③涎腺肿瘤多数发生在腮腺；④解剖学上没有“耳下腺”的名称，内容所指应是腮腺，“腮腺癌”应是“涎腺癌”，“腮腺”应是“大涎腺”。

处理：全句改为“涎腺癌是发生在大涎腺（80%以上在腮腺、5%～10%在下颌下腺、1%在舌下腺）的恶性肿瘤。”

例 9 颈椎由环堆、枢椎及 C_1～C_7 组成。

解析：所述颈椎骨有 9 块，不正确。①人体脊柱由 26 块脊椎骨组成，颈椎 7 块，胸椎 12 块，腰椎 5 块，骶骨、尾骨各一块，分别记为 $C_{1\sim7}$，$T_{1\sim12}$，$L_{1\sim5}$，S，尾骨作用不大，不记符号；②第一颈椎又称寰椎，第二颈椎又称枢椎，第七颈椎又称隆椎。“寰椎”因其只有弓及侧块、没有椎体，形似“寰”而得名，“枢椎”因其棘突短，便于转动，在头颈活动起轴或枢纽作用而得名，“隆椎”因其棘突较长，末端不分叉，头前屈时特别隆起而得名；③不管是概念混淆还是数字记述笔误，将寰椎、枢椎与 C_1、C_2 并列都是错误的。

处理：将“C_1”改为“C_3”或删除“寰椎、枢椎”均可。

例 10 蓝氏贾第鞭毛虫滋养体寄生于十二指肠或小肠上段。

解析：“小肠上段”含义不清。①“小肠”“大肠”是一个概念，不是解剖学名词；②“小肠”指十二指肠、空肠、回肠，“大肠”指盲肠、阑尾、结肠、直肠；③十二指肠、空肠、回肠的功能都是对食物的消化吸收，将十二指肠独立出来，“小肠”的概念不准确；④据此认为，“小肠上段”指的是空肠。

处理：将“小肠上段”改为“空肠”。

例 11　痛风的临床表现：其典型发作多在夜间，表现为多个关节的急性剧烈疼痛，以致患者痛醒并难再入睡。最初为单关节，50%的患者以跗趾关节及第一跖趾关节发病。

解析：解剖学基本概念混淆，“跗趾关节”并不存在。①人体足骨从远心端到近心端分别是趾骨（14 块）、跖骨（5 块）、跗骨（7 块），每足 26 块；②跗骨远端与跖骨近端相邻形成跗跖关节，跖骨远端与趾骨近端相邻形成跖趾关节；③跗骨与趾骨之间，隔有跖骨，没有关节可言；④不管是概念混淆还是笔误，“跗趾关节”的叙述都是错误的。

处理：将“跗趾关节”改为“跖趾关节”。

例 12　腕骨由月状骨、豌豆骨、手骨、大多角骨、小多角骨、头状骨、钩骨组成。

解析：表述不全，部分名称不准确。①人体腕骨近侧：手舟骨、月骨、三角骨、豌豆骨，远侧：大多角骨、小多角骨、头状骨、钩骨，每手 8 块；②例句所述缺“三角骨”；③“手骨”应为“手舟骨”，“月状骨”应为“月骨”。

处理：全句改为“腕骨（每侧）由 8 块组成，近侧：手舟骨、月骨、三角骨、豌豆骨；远侧：大多角骨、小多角骨、头状骨、钩骨。”

例 13　颅盖骨由额骨、颞骨、枕骨和蝶骨大翼的一部分组成，共23块骨。

解析：表述不全，个别名词不准确。①人体颅骨由脑颅骨和面颅骨共23块骨组成，脑颅骨：不对称的4块，额骨、枕骨、蝶骨、筛骨；对称的4块，顶骨、颞骨各2块，共8块。面颅骨：不对称的3块，下颌骨、舌骨、犁状骨；对称的12块，鼻骨、鼻下甲、腭骨、泪骨、颧骨、上颌骨各2块，共15块；②例句中缺顶骨、筛骨；③“颅盖骨”非解剖学名称，应为“脑颅骨”。

处理：全句改为“颅骨由脑颅骨和面颅骨组成，脑颅骨由额骨（1块）、顶骨（2块）、颞骨（2块）、枕骨（1块）、蝶骨（1块）、筛骨（1块）共8块组成。”

例14 人的乳牙20个，恒牙30个。

解析：这是2015年见到的作者原创又被责编认可的叙述。这是1例不可思议的错误。①几乎无人不知，恒牙是32个；②牙数在任何解剖学或口腔医学专著甚至科普小册子都可查到；③任何专业人员都可轻易判断“30”肯定错误。人的牙齿以中切牙为界，分左上、左下、右上、右下4个牙列，牙数相同，牙总数肯定是“4”的倍数。

处理：将“30”改为“32”。

例15 （建立静脉通道）可供输液、给药或采集血液标本。一般选择皮肤表浅静脉，常用的是由踝前或卵圆窝处大隐静脉、肘前窝的重要静脉。

解析：这是2015年6月见到的1例被责任编辑修改错误的文句。原稿“贵要静脉”叙述正确，改为“重要静脉”无法解读。前几年，笔者还见到另一位编辑将作者所述“贵要静脉”删除的实例。这是责编盲目、轻率处理文稿的典型实例。

处理：将“重要静脉”改回“贵要静脉”的原样。

例 16 （叙述治疗侏儒症时某两种药物不能合用）避免骨骼提前愈合而使身高过矮。

解析：“骨骼愈合”混淆了生理学与病理学概念。“愈合”指机体损伤转归，如伤口愈合、骨折愈合，是病理学概念；该处所述则是骨骼生长发育与身高的关系，是生理学概念。人体所有骨骼都有骨化点，即可生长发育的位点，其数量、出现和长合时间均因骨种类和人性别而异，人体高矮由骨化点出现和长合时间决定，骨骺长合（骺干长合）后，人体便不再长高。

处理：将“骨骼提前愈合”改为“骺干提前长合”。

生物化学

例 17 新生儿的 HDL 空间结构呈蝶形。

解析：此错述源于对高密度脂蛋白空间结构的误解，也有可能是误用“蝶”所致。①“蝶”是空间结构像蝴蝶，如蝶呤、蝶啶。“碟”是空间结构像碟（盘子）；②HDL 的空间结构不像蝴蝶而是双层圆盘形（碟形）。

处理：①将“蝶形”改为“双层圆盘形”；②简单处理：将“蝶”改为“碟”亦可。

例 18 “肾素能催化血浆中的血管紧张素原转化为血管紧张素Ⅰ和Ⅱ。”

解析：这是对肾素功能的误解。①肾素可使血管紧张素原转换成血管紧张素Ⅰ（无缩血管作用），但是不能使其转换成血管紧张素Ⅱ；②血管紧张素Ⅰ在血管紧张素转换酶作用下，转换成血管紧张素Ⅱ（可强烈收缩小血管）。

处理：①全句改为“肾素将血管紧张素原转换成血管紧张素Ⅰ，后者在血管紧张素转换酶的作用下转换成血管紧张素Ⅱ”；②简单处理：删除“和Ⅱ”，文句也成立。

例19 “G6PD酶。”

解析：此例为不了解“G6PD”的含义而误用“酶”。①G6PD的含义是：G（glucose）：葡萄糖；6代表位数；PD（phosphate dehydrogenase）：磷酸脱氢酶，全称为“葡萄糖6磷酸脱氢酶”。可见“G6PD”是酶的名称，不应加“酶”；②G6PD是红细胞的一种酶，缺乏该酶者可致慢性溶血性贫血，称葡萄糖6磷酸脱氢酶缺乏症，某些药物（如抗疟药）、蚕豆、感染可诱发急性溶血；③此病是遗传病，X连锁遗传，突变基因在X染色体上。

处理：删除文句中的“酶”。

分子生物学

例20 EcoR Ⅰ是从大肠杆菌（EcoR）分离出来的。

解析：此例意在解释什么是“EcoR Ⅰ”，但未叙述清楚，不能给人以启迪。①EcoR Ⅰ是一种限制性核酸内切酶，简称限制酶或内切酶；②“Eco”代表大肠埃希菌，“R”代表菌株，“Ⅰ”代表其所分泌内切酶的编号。

处理：全句改为“EcoR Ⅰ是从大肠埃希菌（Eco）R菌株分离到的、编号为‘Ⅰ’的限制性核酸内切酶”。

例21 出血热病毒的病原体检查方法有：①病毒分离；②抗原检查；③特异性抗体检测；④特异性核酸杂交：SB印迹法和RT-PCR法。

解析：“SB 印迹法”叙述错误。①“SB”是“Southern blotting”（有人用 Southern blot）的略语，可称 Southern 印迹，但不能称 SB 印迹。此法用于检测 DNA 水平的基因表达与功能；②检测核酸的另一种分子生物学方法称 Northern blotting（有人用 Northern blot），也称 Northern 印迹，用于检测 RNA 水平的基因表达与功能；③流行性出血热病毒属 RNA 病毒，用 Southern blotting 检测不到，需用 Northern blotting 检查。

处理：将“SB 印迹”改为“Northern blotting”。

例 22　内切酶　是裂解多聚物链内键的酶，如 α-淀粉酶，核酸限制性内切酶。

解析：此为某医学院教师在某医学词典中，阐述“内切酶”条目的全部内容。表述有误。①什么是“内切酶”，界定不准确；②α-淀粉酶不是“内切酶”；③“核酸限制性内切酶”不是指具体的酶，而是一个概念性名称；④内切酶是从细菌分离到的、能识别双链 DNA 中特定核苷酸序列的脱氧核糖核酸水解酶，称限制性核酸内切酶，也可简称为限制酶或内切酶，如 *EcoR* Ⅰ、*Pac* Ⅰ、*BamR* Ⅰ、*Hind* Ⅱ、*Xmn* Ⅰ，等等；⑤内切酶的命名原则见本书附录 17“若干不正确略语符号简析”中，关于“*EcoR* Ⅰ”的解析。

处理：全句改为“内切酶　一类识别双链 DNA 中特定核苷酸序列的脱氧核糖核酸水解酶。也称限制酶，主要存在于微生物细胞，可作为剪切基因的工具。”

例 23　只存在于脱氧核酸的碱基是腺嘌呤。

解析：此为作者在某考试参考书的一段叙述。对 DNA、RNA 的碱基组成不了解，导致误述，文句不成立！①核酸是核苷酸的高聚物，核苷酸由磷酸、戊糖、碱基（嘌呤、嘧啶）组成；②核酸按所含戊糖不同，分为脱氧核糖核酸（DNA）和核糖核酸（RNA）；③核酸完全水解后产生的最终产物是：嘧啶和嘌呤衍生物，因其具碱性，故称为嘧啶碱、嘌呤碱，统称为核酸分子中的“碱基”；④核酸分子中的碱有5种：尿嘧啶（U）、胞嘧啶（C）、胸腺嘧啶（T），腺嘌呤（A）、鸟嘌呤（G）；⑤DNA和RNA分子中所含碱基既有共性又有个性，胞嘧啶、腺嘌呤、鸟嘌呤为两者所共有，胸腺嘧啶存在于DNA，尿嘧啶存在于RNA；⑥在生物体中，只有病毒存在DNA或RNA之一，其他生物细胞中都有DNA和RNA，故一般认为，尿嘧啶只存在于病毒。可见此例所述属原则性错误。

处理：①根据前后文情况，或删除，或按“解析”⑤所述原则修改；②若该文句是考试参考书的单选题，则改为“只存在于脱氧核糖核酸分子的碱基是”（答案：胸腺嘧啶），或另命题为“只存在于核糖核酸分子的碱基是”（答案：尿嘧啶）。

微生物学

关于微生物学的概念

例24 梅毒的病原体是梅毒病毒。

解析：病原体性质界定错误。①病毒感染不会导致梅毒；②病毒中没有称“梅毒病毒”的种类；③梅毒是梅毒螺旋体感染所致；④螺旋体是原核生物，病毒是非细胞生物，它们是生物界互不相关的两个物种。

处理：将“病毒”改为“螺旋体”。

例25 “革兰阴性菌引起休克的原因是细菌释放的内毒素所致。”

解析：“细菌释放内毒素”表述不正确。①细菌毒素有两种，内毒素和外毒素；②导致休克的是内毒素；③外毒素的性质主要是蛋白质，是细菌的代谢产物，由活菌释放；④内毒素的性质是脂多糖，是细菌细胞壁的组成物质，活菌不可能“释放”，只有细菌死亡、菌体破裂才能释入周围环境；⑤“原因”“所致”并用用词重复。

处理：全句改为“革兰阴性菌所致休克源于菌体裂解释出内毒素。”

例26 立克次体感染包括斑疹伤寒和流行性出血热。

解析：此例出自临床医学某著名教授之手，“立克次体感染”导致“流行性出血热”表述错误。①生物可分三类：原核生物、真核生物和非细胞生物；②立克次体属细菌范围，是原核生物，其感染所致疾病主要有3种：流行性斑疹伤寒、地方性斑疹伤寒和恙虫热；③流行性出血热的病原体是流行性出血热病毒，属非细胞生物；④立克次体感染不可能导致流行性出血热。

处理：①将“流行性出血热”改为“恙虫热”；②也可将“斑疹伤寒和流行性出血热”改为“流行性斑疹伤寒、地方性斑疹伤寒和恙虫热（也称恙虫病）。”

例27 “病菌毒素　病原微生物释放多种细胞外酶、外毒素、内毒素。”

解析：问题是：“细胞外酶”不是毒素，活菌不能“释放”内毒素。①病原菌的致病力称为毒力；②毒力的物质基础是侵袭力和毒素；③侵袭力包括侵袭酶（即例中所说“细胞外酶”），菌体表面结构与菌毛，是细菌自我保护和侵入机体的结构，一般不具毒性，不是“毒素”；④内毒素只在菌体裂解后释出。

处理：①删除“细胞外酶”；②全句改为“细菌毒素 病原微生物的毒素有两种：外毒素和内毒素。外毒素是某些细菌繁殖过程中释放到细胞外的代谢产物，内毒素的性质为脂多糖，是细菌细胞壁的组成物质，活菌不释放，细菌死亡、菌体裂解后，才能释出。”

例 28 注射破伤风类毒素的主动免疫方法，对可疑或确诊的破伤风进行紧急预防和治疗。

解析：此例前半句所述是破伤风的预防措施，后半句所述是破伤风的治疗目的，前后矛盾，概念混乱，涉及免疫原的种类、作用及预防、治疗方法。①破伤风是破伤风杆菌感染所致严重传染病；②破伤风杆菌产生三种外毒素：痉挛毒素、溶血毒素和溶纤维素，对人体有严重损伤作用；③人体接触可能污染破伤风杆菌的因素后，预防办法是注射破伤风类毒素，可疑或确诊破伤风后，紧急预防及治疗用破伤风抗毒素或人体抗破伤风球蛋白；④注射类毒素的方法称人工主动免疫，刺激机体产生相应抗毒素，以期中和破伤风杆菌产生的外毒素，预防破伤风的发生；⑤类毒素诱发机体产生抗毒素的免疫反应需要3~4周，故用于治疗无效；⑥注射破伤风抗毒素或人体抗破伤风球蛋白，称人工被动免疫，可中和游离毒素和伤口中细菌繁殖所产生的毒素，对可疑或确诊的破伤风有紧急预防和治疗作用。

处理：将“注射破伤风类毒素的主动免疫方法”改为“注射破伤风抗毒素或人体抗伤风球蛋白的人工被动免疫方法。”

例 29 引起发热的原因主要见于细菌、毒素感染。

解析：关于发热的原因，叙述不准确。①感染及某些非感染因素均可引起发热；②感染性发热源于病原生物，多数为病原微生物（细菌、病毒），少数为寄生虫；③毒素是一类化学物质，并非生物，在体内不会生长、繁殖，不是引起机体“感染”而是导致机体中毒；④毒素分内毒素和外毒素，内毒素的作用是致热、致白细胞中毒、致微循环障碍、致弥散性血管内凝血；⑤外毒素一般无直接致热作用。

处理：全句改为“感染性发热的原因主要是病原微生物感染和微生物毒素中毒，少数寄生虫感染也可发热。”

例30 光照消毒方法包括：①日光曝晒法；②紫外线灯消毒法；③臭氧灭菌灯消毒法；④电离辐射法；⑤微波消毒灭菌法；⑥滤过除菌法。

解析：关于消毒的概念混淆。①消毒方法分三类：物理法、化学法、生物法；②物理消毒法有两种分类法，按消毒效果分类：弱杀伤类，包括寒冷、干燥、可见光；强杀伤类，如热力、紫外线、电离辐射、超声波；机械除杀类，如扫除、通风、过滤。按消毒原理分类：自然净化法，如日晒、风吹、雨淋、干燥；机械消毒法，如日光、洗刷、空气过滤净化、滤器除菌；热力消毒法，如干热（烤、烧）、湿热（煮沸、蒸气）；辐射消毒，如紫外线；微波消毒（高频电磁波）；③不管何种分类法，“光照”都只是物理消毒法之一；④例句所述，只有“日光曝晒”符合题意。

处理：①简单修改，将“光照”改为“物理”；②详细修改，按“解析”②所述内容，重新组织文句。

关于细菌和真菌的区别

例31 肺部真菌感染的病原体是：白色念珠菌、新型隐球菌、组织胞浆菌、曲菌、毛霉菌、放线菌、奴卡菌。

例32 真菌感染以念珠菌曲菌最常见，其次是新型隐球菌、放线菌、奴卡菌、组织胞浆菌、着色芽生菌。

例33 深部真菌感染：内源性：致病菌寄生于人体内，在一定条件下致病，如念珠菌、放线菌；外源性。

例34 真菌多在土壤中生长，孢子飞扬于空气中，可能被吸入肺部引起肺真菌感染（外源性），如曲菌、奴卡菌、隐球菌、荚膜组织胞浆菌。

例35 有些真菌为寄生菌，当机体免疫力下降时引起机体感染，如念珠菌为口腔、阴道、肠道寄生菌、放线菌为口腔龋齿寄生菌。其他部位亦可循淋巴结或血液到肺部，如膈下，颈部病灶的放线菌。

例36 真菌性肺炎，包括曲菌、诺卡菌、隐球菌、念珠菌、放线菌（感染）。

例37 真菌性食管炎比较常见，常与鹅口疮并存，主要为念珠菌、放线菌、毛霉菌（感染）。

解析：例31~37摘自不同时间、不同作者、不同书稿，其共同性质均为叙述真菌感染或真菌性疾病时，列入了放线菌和（或）诺卡菌，混淆了细菌与真菌的概念。①生物可分为三类：原核生物（普通细菌、立克次体、螺旋体、支原体、衣原体）、真核生物（如真菌）和非细胞生物（病毒、噬菌体）。有人把非细胞生物称为“无核生物”，这种称谓不准确。所谓“无核生物”指的是病毒颗粒，它无完整的细胞结构，不存在有核还是“无核”；②原核生物与真核生物的细胞基本特征有重大差别，见表；③放线菌、诺卡菌（也称奴卡菌），革兰阳性，无完整细胞核、细胞器，以裂殖方式繁殖，属原核生物；④念珠菌、隐球菌、组织胞浆菌、曲菌等均有完整的细胞核、细胞器、细胞骨架，属真核生物。由此可见，放线菌、诺卡菌与念珠菌、隐球菌等不是同类病原微生物，不能混淆，更不能归入一类；⑤“诺卡菌”与“奴卡菌”为同一细菌，前者为新名，后者为旧名，译音不同而已，笔者引用两种名称只是为了保持所见原样，无其他原因。

原核生物与真核生物的细胞特征比较

细胞特征	原核生物	真核生物
细胞膜	无	有
核膜	无	有
核仁	无	有
线粒体	无	无
核糖体	无	有
高尔基体	无	有
溶酶体	无	有
内质网	无	有
细胞骨架	无	有

处理：将所有文句中的“放线菌”“诺卡（奴卡）菌”删除。

关于酵母菌与霉菌的区别

例 38 悬滴检查：在玻片滴一滴10%氢氧化钾或生理盐水，与少许阴道分泌物混合，在光镜下检查，见到白色念珠菌芽胞和菌丝可以诊断。

例 39 阴道念珠菌感染时，悬滴标本可见芽孢和菌丝。

例 40 念珠菌以芽生孢子的形式寄生于阴道中。

例 41 白色念珠药是一种真菌，有厚壁孢子和真菌丝。

解析：例 38~41，均叙述假丝酵母菌（即文句中所述“白色念珠菌”“念珠菌”）的生物学性状，均述及菌丝和（或）芽胞（芽孢）、孢子，存在细菌与真菌、酵母菌与霉菌的概念混淆。①真菌分为两类：单细胞和多细胞；②单细胞真菌呈圆形或椭圆形，一般不产生孢子，也无真菌丝，以芽生方式繁殖，常见的有酵母菌和类酵母菌；③多细胞真菌呈丝状，有菌丝和孢子两种结构，统称丝状菌，俗称霉菌，多数真菌属于此类；④白色念珠菌属于类酵母菌，不产生真菌丝，一般无孢子，显微镜检查可见假菌丝和芽生细胞；⑤芽胞（芽孢）与孢子是两种性质不同的结构，前者是微生物在不利条件下，菌体脱水而形成的一种耐热、耐干燥、代谢基本停止的休眠体，只在普通细菌中的芽胞杆菌发生，后者是一种不耐热的繁殖体，只存在于真菌细胞。普通细菌绝无“孢子”，真菌也绝不会形成“芽胞”。可见关于白色念珠菌可见“真菌丝”“孢子”“芽胞（芽孢）”的叙述，都是错误的。

处理：将例15的“芽胞和菌丝”、例16的“芽孢和菌丝”改为“芽生细胞和假菌丝”；例17的“芽生孢子”改为“芽生细胞”；例18的“有厚壁细胞”和“真菌丝”改为“有假菌丝，在某些人工培养基中可产生厚膜孢子。”

病 毒 学

例42 “脊髓灰质炎病毒属RNA病毒，在电子显微镜下呈圆形，直径10~30μm。”

解析：此为对该病毒分类属性及生物学性状的误解。①该病毒不是普通RNA病毒，而是小RNA病毒；②病毒的大小不是“μm”级而是“nm”级，两者相差10^3倍；③“μm”是细菌大小的单位；④观察病毒大小需用电子显微镜，观察细菌大小用光学显微镜（高倍）。

处理：①“RNA”改为“小 RNA”；②“μm”改为“nm”。

例 43 “风疹是 RNA 多形副黏病毒感染所致。”

解析：此为对风疹病因的误解，所述病毒也不存在。①风疹不是“RNA 多形副黏病毒”感染所致，而是源于风疹病毒感染；②风疹病毒属披膜病毒科、风疹病毒属，与“副黏病毒”互不相干；③病毒学中没有“RNA 多形副黏病毒”，只有分类上的副黏病毒科、副黏病毒属。

处理：将“RNA 多形副黏病毒”改为“风疹病毒”。

例 44 进行 TORCH 病毒检查。

解析：此为对“TORCH”含义不了解所致误述。该略语是多种病原体英文名称的字头组合词，其含义是：T（toxoplasma gondii）：弓形虫；O（other）：其他（一般指梅毒螺旋体）；R（rubella virus）：风疹病毒；C（cyromegalovirus）：巨细胞病毒；H（herpex simplec virus）：单纯疱疹病毒。可见它代表的不但有病毒，而且有寄生虫和其他微生物。

处理：①将“病毒”改为“病原体”；②简单处理：删除“病毒”，文句也成立。

例 45 单纯疱疹是人类疱疹病毒引起的簇集性水疱。

解析：此例见于某百科全书的某分册，关于单纯疱疹病因的叙述含糊不清。疱疹病毒广泛存在于自然界，有数十种。其中，以人为自然宿主的疱疹病毒（即俗称的人类疱疹病毒）主要有 5 种：单纯疱疹病毒 1 型，单纯疱疹病毒 2 型，水痘-带状疱疹病毒，EV 病毒，巨细胞病毒。单纯疱疹是单纯疱疹病毒 1 型或 2 型感染所致，其他人类疱疹病毒不引起单纯疱疹。

处理：①将“人类疱疹病毒”改为“单纯疱疹病毒 1 型或

单纯疱疹病毒 2 型”；②简单处理：将“人类”改为“单纯”，文句更简练。

例 46 带状疱疹是由水痘病毒引起的、沿一侧周围神经作带状分布的成群水疱。

解析： 此例见于某百科全书的另一分册，对病原体性质存在误解。①带状疱疹是水痘-带状疱疹病毒感染所致；②病毒学上没有单独的“水痘病毒”或“带状疱疹病毒”，只有水痘-带状疱疹病毒；③水痘和带状疱疹是一种病毒引起的两种病，水痘见于儿童，带状疱疹主要见于成人

处理： 将“水痘病毒”改为“水痘-带状疱疹病毒”。

寄生虫与寄生虫病

关于基本概念

例 47 感染性心肌炎的病原体有：……；⑤真菌：念珠菌、放线菌、隐球菌；⑥原虫：阿米巴、黑热病；⑦寄生虫：吸血虫、包虫。

解析： 此段叙述存在多处基本概念错误。①“原虫”与“寄生虫”不是并列关系而是从属关系，阿米巴和杜氏利什曼原虫是医学原虫，血吸虫和包虫是医学蠕虫，两者均是寄生虫；②“黑热病”的表述错误，此句的主题是“病原体”，“黑热病”则是疾病名称，将其列入病原体范围有悖主题。黑热病的病原体是杜氏利什曼原虫；③“吸血虫”名称错误，医学上无此名称，该原虫称血吸虫；④“包虫”名称不准确，应称棘球绦虫；⑤放线菌不是“真菌”。

处理： ①删除“放线菌”；②将“黑热病”改为“杜氏利什

曼原虫；”③将“吸血虫”改为“血吸虫”；④将“包虫”改为“棘球绦虫”；⑤“寄生虫”改为“蠕虫”或将文句的⑥、⑦合并，笼统叙述为“寄生虫：阿米巴、杜氏利什曼原虫、血吸虫、棘球绦虫”。

例 48 40 多种疾病可以通过水传播，如霍乱、痢疾、伤寒、副伤寒等肠道传染病，肝炎、脊髓灰质炎、眼结膜炎等病毒性疾病，钩端螺旋体病、阿米巴痢疾等寄生虫病。

解析：将钩端螺旋体归入“寄生虫”为原则性错误。①感染性疾病的病原体有：细菌、螺旋体、立克次体、支原体和衣原体、真菌、病毒、寄生虫。真菌、寄生虫属真核生物，病毒为非细胞生物，其他为原核生物；②钩端螺旋体病是钩端螺旋体感染所致，属细菌性传染病而非寄生虫病；③“钩端螺旋体病”不是“钩虫病”的笔误，因为钩体病的传播途径与文句“水传播”契合，钩虫病则是皮肤接触传染，非主题所述性质。

处理：将文句中的“钩端螺旋体病”删除。

例 49 “包囊虫病（cysticercosis）　包囊虫病又称皮肤包虫病，是人畜共患的由包囊虫所致的慢性寄生虫病。”

解析：这是一个叙述矛盾、概念混淆、含义不清的文句。①寄生虫病学上，从来没有“包囊虫病”的病种或名称，但从释文所述“包虫病”判断，其所指是“棘球蚴病”（原称包虫病）；②文中所述“cysticercosis”是“囊尾蚴病”（俗称“囊虫病”），棘球蚴病的英文名称则是“echinoccosis”，中英文命题矛盾；③棘球蚴病的病原体是棘球蚴，囊尾蚴病的病原体是囊尾蚴，二者是互不相干的两种寄生虫、两种寄生虫病；④棘球蚴病（原称包虫病）的病原体是棘球绦虫（旧称包虫）的幼虫“棘球蚴”，而非“包虫”（棘球绦虫成虫）；⑤该病不称“皮肤包虫病”；⑥从中文叙述分析，此文句指囊尾蚴病的可能性不大。

处理：全句改为“棘球蚴病（echinoccosis） 原称包虫病，是棘球绦虫的幼虫棘球蚴引起的人畜共患寄生虫病。”

关于原虫、蠕虫和寄生虫的关系

例 50 感染性急性腹泻：包括细菌、病毒、真菌以及寄生虫和原虫感染。

例 51 （心内膜炎心肌纤维化）病因不明确，可能为：①感染原因，包括寄生虫（如蠕虫）和原生动物（如弓形虫、疟原虫）；……

解析：例 47、50、51 均涉及寄生虫、原虫、蠕虫的关系概念混淆，例 51 所述“原生动物”即指“原虫”，一并分析。①寄生虫包括三类：医学原虫、医学蠕虫、医学昆虫；②医学原虫致原虫病，如疟原虫致疟疾，弓形虫致弓形虫病；③医学蠕虫致蠕虫病，如血吸虫致血吸虫病，丝虫致丝虫病；④医学昆虫指直接或间接危害人体健康的昆虫和其他节肢动物，如钉螺作为日本血吸虫的中间宿主传染血吸虫病，毛蚶携带甲型肝炎病毒传播甲型病毒性肝炎，蚊和蝇携带诸多病原体传播多种感染性疾病；⑤寄生虫是动物学的一个分支，在动物界内分属 5 个“门”，其中的“原生动物门”，在 1980 年 Leving 分类中，升为“原生动物亚界”，其所含寄生虫统称为“医学原虫”，不再称“原生动物”。

处理：①“寄生虫和原虫”改为“医学蠕虫和医学原虫”；②“原生动物”改为“原虫”；③也可改为“寄生虫，包括医学原虫和医学蠕虫。”

例 52 常见的病原微生物包括细菌、病毒、立克次体、原虫、真菌和寄生虫。

例 53 休克是各种病原微生物（如细菌、病毒、寄生虫）感染所致。

解析：两例所述均混淆“病原生物”与“病原微生物”的概念，第一例还混淆了“原虫”和“寄生虫”的概念。病原生物包括病原微生物和寄生虫，病原微生物包括细菌（原核生物）、真菌（真核生物）和病毒（非细胞生物），二者属不同概念。

处理：①两例的“病原微生物”均改为“病原生物”；②删除 52 例的“原虫”。

免 疫 学

例 54 Ig 有 κ 和 λ 两类重链。

解析：“重链”表述原则性错误。①免疫球蛋白（Ig）由两条相同的、较长的肽链（称重链）和两条较短的肽链（称轻链）组成；②重链有 5 种类型，γ、α、μ、δ 和 ε；③轻链有两种类型，κ、λ。可见该文所述不是“重链”而是轻链。

处理：将文句中的“重”改为“轻”。

例 55 “IgA 的抗体可与 IgA 的 a 链反应，IgG 的抗体可与 IgG 的 g 链反应，IgM 的抗体可与 IgM 的 m 链反应。”

解析：Ig 链的名称全部不正确。Ig 的重链有 5 类，均以希腊字母命名：γ、α、μ、δ 和 ε，其相应的免疫球蛋白分别是 IgG、IgA、IgM、IgD 和 IgE。可见文句所述“a 链”“g 链”“m 链”都是错的。

处理：将 a、g、m 改为 α、γ、μ。

例 56 轻链病是多发性骨髓瘤的一种，因单克隆浆细胞株异常增殖并大量合成γ型或κ型轻链，故称轻链病。

解析：“γ型”表述错误。①免疫球蛋白（Ig）由两条重链和两条轻链组成；②轻链有两类：κ和λ；③在人类，任何个体的Ig都没有“γ型”轻链；④γ链是Ig重链的一种类型。

处理：将“γ型”改为“λ型”。

遗 传 学

例 57 人类体细胞中染色体的数量是22对常染色体和两对性染色体。

解析：关于性染色体的表述有误，人类染色体共23对，其中常染色体22对，性染色体1对，常染色体男女性相同，性染色体男女性不同，男性为XY，女性为XX。

处理：将“2对”改为“1对”。

例 58 唐氏综合征（Down syndrome）又称先天愚型或伸舌样痴呆，染色体异常以21-三体型最为常见。核型为47、xx或47、xy，G组染色体多一条。

解析：此段表述不准确。①此征是英国医生 Langdon Down 在1866年首先报道的，故称“唐氏综合征”；②法国医生在1959年首先发现此征的病因是多了一条21号染色体，故又称21-三体综合征；③此征按染色体核型不同，可分为三种类型：21-三体型，占90%以上；易位型，约占5%；嵌合型，少见；④此征不称伸舌样痴呆；⑤“47、xx”和“47、xy”表述不准确，应为“47，XX”和“47，XY”，数词与英文之间用逗号，英文需大写（国际通用）；⑥“G组染色体多一条”含义不清，G组染色体有两对染色体，即21和22号，未说清哪号染色体畸变，准确表述应是“+21”；⑦“先天愚型”不宜使用，因该名称不反映实质，且“愚”为贬义词，使用该词对患者不恭。

处理：全句改为“唐氏综合征　又称21-三体综合征，是一种遗传性疾病。其染色体畸变以21-三体型为主，核型记述为男：47，XY+21，女：47，XX+21。”

例59　Aagenaes综合征是一种罕见的常染色体隐性传染病，其致病基因位于15q1，2。

解析：“15q1，2”中，“1，2”是无法解读的错误记述。根据《人类细胞遗传学命名的国际体制》，染色体显带核型（俗称带型）的记述原则是：（从左至右），第1（或1，2）数字表示染色体编号，第2个符号是染色体臂（长臂q，短臂p），第3个数字表示“区”，第4个数字表示“带”，3、4个数字之间无任何符号，第5个数字表示“亚带”，第6个数字表示“次亚带”，第4、5个符号之间有黑点，第5、6个数字之间无任何符号。例如，“15q12”表示15号染色体长臂1区2带，“15q12.31”表示15号染色体长臂1区2带3亚带1次亚带，依此类推。此例中，①逗号“，”并非染色体带型记述符号；②若理解为1至2区，应记述为“15q1－2”或“15q1-15q2”；③若理解为1区2带，应记述为“15q12”；④若理解为12区，则记述不成立。根据目前的显带技术，只有1号染色体长臂可见4个区，其他染色体都只能见到1~3个区，绝无“12区”可言；⑤若理解为1区2亚带，则没有“带”，“亚带”也不存在。

处理：无法判断错在何处，“q1，2”只能请作者重新核对。

内分泌学

关于儿茶酚胺与多巴胺、去甲肾上腺素、肾上腺素的关系

例 60 情绪反应剧烈时，血中儿茶酚胺、肾上腺素、去甲肾上腺素水平升高，可导致心血管疾病。

解析： 儿茶酚胺与其他两种激素并列错误。①儿茶酚胺由儿茶酚和胺组成，是一类物质，不是一种具体物质；②人类最重要的儿茶酚胺是肾上腺素、去甲肾上腺素和多巴胺；③儿茶酚胺在脑、交感神经末梢和嗜铬组织的细胞内合成，其前体物是酪氨酸；④儿茶酚胺的合成过程是：在各种酶的催化下，L-酪氨酸$\xrightarrow{\text{羟化}}$多巴$\xrightarrow{\text{脱羧}}$多巴胺$\xrightarrow{\text{羟化}}$去甲肾上腺素$\xrightarrow{\text{转移甲基}}$肾上腺素→释放。其中，多巴胺及去甲肾上腺素既可进入下一步反应，又可作为完整激素释放。由此可见，儿茶酚胺与多巴胺、去甲肾上腺素及肾上腺素是从属关系，后三者均是“儿茶酚胺”类物质。

处理： ①删“肾上腺素、去甲肾上腺素”；或②删“儿茶酚胺”。以②比较好。

例 61 嗜铬细胞瘤细胞株合成儿茶酚胺、多巴胺、去甲肾上腺素。

解析： 儿茶酚胺与多巴胺、去甲肾上腺素并列错误，原因见例 60“解析”。

处理： 删“儿茶酚胺”。

关于下丘腺、腺垂体、神经垂体的功能及其与激素的关系

例 62 儿茶酚胺和下丘脑释放的促肾上腺皮质激素参与代谢增高机制。

解析： 促肾上腺皮质激素不是下丘脑合成、释放的！①垂体由腺垂体（垂体前叶、中间叶、结节部）和神经垂体（垂体后叶）组成；②腺垂体合成促肾上腺皮质激素、催乳素等 6 种

激素，神经垂体不合成任何激素，只储存、释放下丘脑合成的激素；③下丘脑（视上核、室旁核）合成、分泌催产素、抗利尿激素（也称血管加压素），经通道进入神经垂体，并由其储存、释放。此外，下丘脑还可合成多种兴奋或抑制腺垂体合成的物质，称促垂体激素释放激素（因子），促垂体激素抑制激素（因子）；④促肾上腺皮质激素是腺垂体嗜碱细胞合成的激素。

处理：①将“下丘脑释放的”改为“腺垂体合成、释放的”；②也可不问来源，将“下丘脑释放的”文字全部删除。

例 63 垂体后叶分泌 ACTH。

解析：此文句不管拟说明神经垂体分泌何种激素，还是拟说明 ACTH 由哪种组织分泌，如此叙述都是错误的！如例 62 的“解析”所述，①神经垂体（旧称垂体后叶）不合成激素，只储存、释放催产素和抗利尿激素；②促肾上腺皮质激素（ACTH）由腺垂体合成、释放，和神经垂体没有关系。

处理：鉴于作者叙述意图不清，需商榷。①若强调“垂体后叶”，改为“神经垂体释放催产素和抗利尿激素”；②若强调“ACTH”，则改为“腺垂体合成促肾上腺皮质激素（ACTH）。”

例 64 婴儿吸吮时，可反射性刺激下丘脑的腺垂体分泌，缩宫素增加。

解析：“下丘脑的腺垂体”的叙述，概念错误。①腺垂体是垂体的一部分；②垂体和下丘脑是两种独立的解剖结构，没有任何从属关系；③缩宫素即催产素是下丘脑（主要是室旁核，次要是视上核）合成分泌的，与腺垂体没有关系。

处理：“腺垂体”改为“激素”，全句改为“婴儿吸吮时，可反射性刺激下丘脑的激素分泌，催产素增加。”

例 65 ADH主要由下丘脑合成，其次为室旁核。

解析：不管作者是认识模糊还是文字疏忽，客观上是含义不清。①抗利尿激素（ADH）又称血管加压素（VP），是下丘脑合成、分泌的；②下丘脑合成ADH的部位，主要是视上核，次要是室旁核（与催产素的合成部位相反）。

处理：全句改为“抗利尿激素（ADH）是下丘脑合成的，主要是视上核，次要是室旁核。”

例 66 刺激垂体后叶可分泌催乳素。

解析：神经垂体（垂体后叶）不合成、分泌催乳素！①腺垂体有3种合成、分泌激素的细胞：嗜酸性细胞，合成、分泌生长激素和催乳素。嗜碱性细胞合成、分泌卵泡刺激素、黄体生成素、促甲状腺激素和促肾上腺皮质激素。嫌色细胞是一种未分化的干细胞；②催乳素与神经垂体无任何关系。

处理：将“垂体后叶”改为“腺垂体”。

例 67 神经垂体主要由无髓神经纤维和神经胶质细胞组成，后者又称垂体细胞，无分泌功能，仅视上核和室旁核有分泌抗利尿激素和催产素的功能。

解析：不管是概念混淆还是叙述疏忽，将视上核和室旁核当作神经垂体的组成部分都是错误的。①视上核和室旁核都是下丘脑的组成部分；②视上核主要合成抗利尿激素，室旁核主要合成催产素；③该两种激素合成后储存在神经垂体。

处理：将“无分泌功能”起的文字改为“神经垂体无分泌功能。下丘脑视上核和室旁核合成、分泌的抗利尿激素和催产素由神经垂体储存、释放。”

临 床 医 学

例 68 嗜酸性粒细胞增多常见于：①变态反应性疾病；②某些皮肤病，如湿疹、牛皮癣、剥脱性皮炎、银屑病；③某些血液病。

解析：将“银屑病”与“牛皮癣”视为两种病错误。①银屑病是遗传、环境、心理因素综合作用所致的慢性炎症性皮肤病，分为 4 型：寻常型、脓疱型、关节型和红皮病型；②临床上以寻常型最常见，表现为红色丘疹或斑块，上覆银白色鳞屑；③“牛皮癣”是银屑病的俗称。

处理：删除“牛皮癣”。

例 69 缺铁性贫血是指各种原因造成的体内贮存铁缺乏，影响血红蛋白合成的低色素性贫血。

解析：这是被责编修改错误的文句。原稿是“血红素”，被责编改为“血红蛋白”。①“血红素”与“血红蛋白”虽有密切关系，但不是一个概念；②血红素是指铁与转铁蛋白结合，运送到血管系统，并将结合的铁转给幼红细胞。在线粒体，铁粒幼细胞的铁离子与原卟啉Ⅸ结合形成血红素；③血红蛋白是指 4 个血红素分子与 4 条珠蛋白结合的蛋白分子，可见作者表达正确，责编处理不当。

处理：将“血红蛋白”改成原样“血红素”。

例 70 进行性多灶性白质脑病是乳多泡病毒引起的，多发生于免疫功能低下者，如 AIDS、霍奇金病、淋巴瘤、白血病及各种免疫病等。

解析：霍奇金病和淋巴瘤的概念混淆。①淋巴样肿瘤：主要有4种，恶性淋巴瘤、淋巴细胞白血病、毛细胞白血病和浆细胞肿瘤；②“恶性淋巴瘤”实质上就是淋巴瘤，均是恶性，无“恶性”与“非恶性”之分；③淋巴瘤是淋巴网状组织的恶性肿瘤，分为霍奇金淋巴瘤（原称霍奇金病）与非霍奇金淋巴瘤两类；④霍奇金淋巴瘤约占淋巴瘤的10%，非霍奇金淋巴瘤约占90%；⑤Burkitt淋巴瘤、NK细胞瘤、成熟T细胞瘤均属非霍奇金淋巴瘤。可见霍奇金淋巴瘤是淋巴瘤的一种类型，不是两种病。

处理：①删除“霍奇金病”；或②将“霍奇金病、淋巴瘤”改为“霍奇金淋巴瘤、非霍奇金淋巴瘤”，任择其一。

例71　甲基肼：主要用于治疗霍奇金病，对恶性淋巴瘤、慢性粒细胞白血病、转移性腺癌、肺癌、多发性骨髓瘤也有一定疗效。

解析：错误性质与例70一样，霍奇金病与恶性淋巴瘤概念混淆，见该例“解析”②、③。

处理：①将“霍奇金病，对恶性淋巴瘤”改为“淋巴瘤”；或②将其改为“霍奇金淋巴瘤、非霍奇金淋巴瘤”，任择其一。

例72　关于慢性肾衰竭，印度以往一般肾病人，经专科医生首次明确诊断，肌苷清除率往往已达6mg左右。

解析：问题主要有4点。①文句叙述不通顺；②“肌苷”叙述错误，应是“肌酐”。二者属不同概念。“肌苷”是一种核苷，由D-核糖与次黄嘌呤生成，简称次黄苷，俗称肌苷，与肾功能无关。“肌酐”是一种代谢产物，由内源性氨基酸代谢产物肌酸脱水而成，或外源性肉类食物代谢所产生，与肾功能密切相关；③“肌酐清除率”与“6mg”的叙述前后矛盾，总有一处是错的。“清除率”指单位时间的肌酐排出量，用“ml/min”

表示，“肌酐含量”指单位容积的肌酐量，用“μmol/L（mg/dl）”表示，二者是密切相关但含义不同的两个概念；④“6mg”表述不完全。若指“肌酐含量”，应是“530μmol/L（6mg/dl）”，若指“清除率”，应是“××ml/min”。

处理：①若不能肯定叙述，须提出质疑并请作者全面修改；②若能肯定叙述所指是“肌酐含量”，则全句改为“在印度，对肾病病人，专科医生确诊为慢性肾衰竭时，血肌酐含量已达530μmol/L（6mg）左右。”

例73 20世纪80年代，超声开始用于临床。

解析：这是被责任编辑修改错的文句，原文是“实时超声”，加工时被武断地删除“实时”。“超声”与“实时超声”是不同概念，“超声”一般指静态超声，20世纪40年代即已用于临床。“实时超声”指动态超声，20世纪70年代末80年代初始用于临床。责任编辑显然不知二者的区别而又态度轻率。

处理：恢复“实时超声”原样。

例74 细菌性痢疾 包括：①人的一种急性传染病；②类似痢疾的症状由沙门氏菌引起；③在动物中腹泻可由各种原因引起。

解析：这是某医学院教师在某中级医学词典所做的条目释义，错得像外行人所写。①作为独立条目，对“细菌性痢疾”的定义、临床特点及诊治无任何交待；②“急性传染病”不准确；③“沙门氏菌”不会引起痢疾；④“动物腹泻”与人类细菌性痢疾更是没有关系。

处理：①简单处理：指出问题，退作者重新撰写；②详细处理：按条目要求，改为“细菌性痢疾 痢疾杆菌感染所致肠道传染病。痢疾杆菌属志贺菌属，分为4种：痢疾志贺菌、福氏志贺菌、鲍氏志贺菌和宋内志贺菌。根据发病和病情分为急性痢疾和慢性痢疾。该病的临床特点是发热、腹痛、腹泻、里急后重及排脓血便。其诊断靠临床表现及实验室检查（粪便黏液镜检、细菌培养、血常规）。治疗措施是控制饮食、纠正失水及酸碱失衡，中毒性痢疾需抗休克治疗。预防措施是控制传染源，切断传播途径。”

例 75　每搏输出量是指每分钟一侧所泵出的血量。

解析：文句前后互相矛盾，无法解读。①每搏量是指左心室搏动 1 次排出的血量；②“每分钟一侧所泵出的血量”叙述不完全，但可以看懂，是指左心室每分钟搏动排出的血量，其量等于每搏量×每分钟心动次数，即心排出量（旧称“心输出量”）。二者含义不同。

处理：①若指“每搏量”，按“解析”①修改；②若指“排出量”，按“解析”②修改。

例 76　围生期定义为妊娠 28 周至生后 1 周。

解析：不管源于何因，“生后 1 周”都是错的，应是“生后 4 周。”

处理：将“1”改为“4”。

例 77　除霍奇金淋巴瘤外，组织细胞增生症 X 或郎格细胞组织细胞增生症，有时也会出现类似原发性硬化性胆管炎的临床特点，表现为胆管消失。

解析：将组织细胞增生症 X 与郎格汉斯细胞组织细胞增生症视为两种病错误。

郎格汉斯细胞组织细胞增生症（LCH）于 1865 年首次报告，有多种名称，了解它是组织细胞增生，但组织细胞（单核细胞进入组织器官后变成吞噬细胞的统称）有多种，不知来源于何种，1953 年将多种病名合称为组织细胞增生症 X，“X”代表不明来源。后来的研究证明，它来源于郎格汉斯细胞，故 1987 年，将其命名为“郎格汉斯细胞组织细胞增生症。”

处理：①删除“组织细胞增生症 X 或”；②也可改述为“朗格汉斯细胞组织细胞增生症（原称组织细胞增生症 X）”。

药　学

关于基本概念

例 78　常用抗生素有内酰胺类、大环内酯类和喹诺酮类。

例 79　系统治疗主要用抗生素：甲硝唑、克林霉素。

例 80　治疗幽门螺杆菌感染可用抗生素：阿莫西林、甲硝唑。

例 81　鼻腔鼻窦手术后，应给予抗生素预防感染，可选用青霉素类，头孢菌素类，磺胺类，喹诺酮类。

解析：此类叙述在医学文稿常见，主观上是叙述不严谨，客观上是混淆“抗生素”与“抗菌药”概念，将抗生素与化学合成药混为一谈。①抗生素：可选择性抑制或破坏某些生物生命活动的微生物次级代谢产物。有些抗生素可半合成或全合成，但属自然品的衍生物，故不改其抗生素属性；②化学合成药：包括化学药，主要从植物中提取；合成药，主要以植物原料合成；③抗菌药：抗微生物药物的统称，包括抗生素及化学合成药；④喹诺酮、磺胺及甲硝唑均非“抗生素”，而是化学合成药。

处理：对此类叙述，应先分清药物属性再定叙述方法。①含化学药物的，不用“抗生素”，只用“抗菌药”；②若不明其属性，泛称“抗菌药”比较稳妥。

例 82 使用糖皮质激素的目的是抗感染。

解析：这是被责任编辑改错了的文句。原文是“抗炎”，责编将其改为“抗感染”，混淆了二者的概念。①炎症有两类：感染性炎症与非感染性炎症，前者源于病原生物感染，后者源于理化及致炎因子刺激，二者的治疗方法不同，感染性炎症主要是用抗病原生物药物抑制或杀灭病原体，非感染性炎症则是用非抗感染的措施对抗炎症；②糖皮质激素有抗炎、抗过敏及免疫抑制作用，但是无任何抗病原体作用；③感染性疾病使用糖皮质激素是极个别情况，如极严重感染、感染性休克、减少组织破坏、有过敏因素存在等，但亦不是旨在抗感染，而是抗炎。

处理：将“抗感染”恢复成原样“抗炎”。

例 83 高血压的治疗药物　根据心血管危险/靶器官损伤程度选择个体化用药。例如，单纯收缩期高血压……；慢性肾病或糖尿病性肾病导致的蛋白尿以及心力衰竭者可用血管紧张素转换酶抑制剂（ACEI）和血管紧张素Ⅱ转换酶抑制剂（ARB）。

解析：“血管紧张素Ⅱ转换酶抑制剂（ARB）”中英文含义不同，中文错误，作者和责任编辑都有责任。作者未按“略语首次出现应附中文”的规定，只列 ACEI 和 ARB，责编为弥补缺陷补上中文，但将“ARB”的含义搞错。①ARB 不是“血管紧张素Ⅱ转换酶抑制剂”的略语，其含义是血管紧张素Ⅱ受体阻断剂（angiotensin receptor blocker，ARB）；②ARB 通过与血管内皮相应受体结合，阻断血管紧张素Ⅱ的作用，达到降压目的；③血管紧张素的转换：血管紧张素原→血管紧张素Ⅰ→血管紧张素Ⅱ→血管紧张素Ⅲ，“原”无活性，“Ⅰ”和“Ⅲ”无缩血管作用，“Ⅱ”通过与血管紧张素Ⅱ受体结合，强烈收缩血管，导致血压升高；④药学领域，没有“血管紧张素Ⅱ转换酶抑制剂”药物，从理论上说，即使有，抑制“Ⅱ”转换成“Ⅲ”，“Ⅱ”增多，是升压而非降压作用。

处理：将中文“血管紧张素Ⅱ转换酶抑制剂”改为“血管紧张素Ⅱ受体阻断剂。”

关于同种药物不同名称的混淆

例84 近年还报道了一些新的药物，如足叶乙甙、卡铂、环磷酰胺、依托泊苷等对肾母细胞瘤非常有效。

解析：将依托泊苷与足叶乙甙视为两种药物错误。依托泊苷原称鬼臼乙叉甙或足叶乙甙，是植物来源的抗肿瘤药，对S及G_2期细胞有较大杀伤作用。

处理：删除“足叶乙甙”或改为“依托泊苷（原称足叶乙甙）。”

例85 消炎痛或吲哚美辛对控制用力性头痛很有效，用量75～150mg/d。

解析：将吲哚美辛与消炎痛并列错误。吲哚美辛原称消炎痛，是非甾体类解热、镇痛、抗炎药，用于解热及肌肉关节疼痛。

处理：将“消炎痛或”删除或改成“吲哚美辛（原称消炎痛）。”

例86 常用的药物有：保泰松、布洛芬、芬必得。

解析：将布洛芬、芬必得列为两种药物错误。布洛芬原称芬必得，是镇痛、抗炎、解热药，用于关节炎性肿痛和软组织风湿性疼痛。

处理：删除“芬必得”或改为“布洛芬（原称芬必得）。”

例 87 药物治疗：口服双嘧达莫、烟酸、潘生丁、肠溶阿司匹林、维生素 E。

解析：将双密达莫与潘生丁列为两种药物错误。双嘧达莫原称潘生丁，是非硝酸酯类冠状动脉扩张剂，还有抗血小板聚集和抗血栓形成作用，用于冠心病及血栓栓塞性疾病。

处理：删“潘生丁”或改为“双嘧达莫（原称潘生丁）。”

计量与数据

关于热量单位卡和千卡

例 88 乳母较正常妇女每日增加热量 800cal。

例 89 每日热量摄取低于 1500cal 易引起慢性蛋白缺乏症。

例 90 正常新生儿的热卡供应为 110cal/(kg · d) 左右，生后头几天及患儿消化吸收功能不良时均需减少热量供应，不应以 150cal/(kg · d) 以上的营养热卡给予患严重感染的新生儿。

例 91 孕期需要增加 300cal/d 热量，哺乳期需要额外增加 500~600cal/d 的热量供应。

例 92 老年妇女每日 1800~2200cal 的热量即能满足需要。

解析：上述各例关于热量需要均以 cal（卡）为单位，均错误，全部均需以千卡（俗称大卡）为单位。①机体生存需要不断摄取营养物质，进行新陈代谢；②新陈代谢分为同化及异化两种过程；③异化过程营养物质氧化分解释放能量转化为功和热；④1 克营养物质氧化或燃烧时所释放的热量称为该物质的卡价，人体需要的热量单位称卡或热卡；⑤“卡”（calorie）有大卡（large calorie）和小卡（small calerre）之分；⑥小卡是很小的单位，糖和蛋白质的热卡是 4000cal/g，脂肪是 9000cal/g，为便于计量叙述，实际工作中均用“千卡”（俗称“大卡”）计算，即蛋白质、糖 4kcal/g，脂肪 9kcal/g，表述热量需要也用 kcal，不用 cal；⑦若使用“cal”，比实际需要少 10^3 量。

处理：①各例所述“cal”均改为“kcal”；②“卡”或“千卡”均为非许用单位，应转换为许用单位焦耳（J）和千焦耳（kJ），1cal=4.184J，1kcal=4.184kJ。

关于平均数、中位数与范围数、约数的关系

例 93　（检测数值）几何均值（或中位数）在25~50μg/g 肌酐之间。

解析：这是一个混淆了基本概念的文句。①几何平均数与中位数是两个概念，视为同一不正确；②均值与范围数扯在一起无异于“关公战秦琼”。“均数”的全称是“平均数”，表示一组性质相同的观察值的平均水平。均数包括算术均数、几何均数、中位数、众数及调和均数，前 3 种尤其是第一种常用。均数的计算方法有直接法、加权法和简捷法。不管用何种计算方法，也不管是何种均数，通过观察值计算的均数，永远是确数，与“大约”、“范围”数的关系是永不交集的平行线。

处理：①提请作者处理：若表述为“均数”，必须对原始观察值重新计算；②若所述数据已无修改可能，只能摒弃“均数”概念，改为模糊叙述：“检测值在 20~50μg/g 肌酐之间。”

例 94　中位发病年龄 40 多岁，中位发病年龄 60~70 岁，中位生存期约 1 年，中位生存期 10~15 年。

解析：这是笔者近期见到的大量此类叙述的几种句型。一部某百科全书分卷，有 46 个条目、58 处叙述中位发病年龄及中位生存期时，无一例外地用约数或范围数，彻底颠覆中位数的概念。

根据统计知识，中位数是平均数之一，其含义是：一组按大小排列的观察值位置居中的数值。符号为“M”。计算方法有直接法与频数法，前者比较简单：例数n不多时，将观察值按大小顺序排列，先求中位序，后算中位数。中位序$=\frac{n+1}{2}$。“n”为奇数时，中位数为序列位次居中的观察值，“n”为偶数时，中位数为序列位次居中的两个观察值的平均值。为便于理解，举例如下。①发病年龄观察值为：35、38、40、42、45、48、50（n=7），中位次$=\frac{7+1}{2}=4$，中位数=42（岁）；②发病年龄观察值为：35、38、40、42、45、48（n=6），中位次$=\frac{6+1}{2}=3.5$，中位数$=\frac{40+42}{2}=41$（岁）。可以看出，中位数从观察值计算获得，永远是确数，与约数、范围数无任何关系。

处理：①如原始资料齐全，全部重新计算中位数；②若数据已无法更改，则摒弃“中位数”叙述，将“中位数”改为“一般”或“多数”，也可作“中位数”删除的简单处理，叙述略显含糊但无错误。

关于基本常识

例95 血红蛋白低于7g/L，输血根据血流动力学和贫血情况而定。

解析：数据错误，应是“70”。医学基本常识是：血红蛋白正常值范围，成人男：120～160g/L，女：110～150g/L。且不说“7g/L”的情况是否真实存在，即使存在，人也不能存活。

处理：将“7”改为“70”。

例 96 应加强营养支持，热量至少为每日 12.5kJ/kg（30kcal/kg）。

解析：计量单位换算错误，1kcal=4.184kJ，30kcal=125kJ。

处理：将"12.5"改为"125"。

例 97 "检查的结果是：红细胞数 460 万/ml，白细胞数 8000/ml。"

解析：计量单位"ml"错误，应是"μl"。基本常识是：全血红细胞数范围，成人男：$(4.0 \sim 5.5) \times 10^{12}/L$（旧称 4 百万~5.5 百万/μl），女：$(3.5 \sim 5.0) \times 10^{9}/L$（旧称 3.5 百万~5.0 百万/μl）；白细胞 $(4 \sim 10) \times 10^{9}/L$（旧称 4000~10000/μl）。容积单位被放大 10^3，细胞含量则减少 10^3。

处理：将红细胞数改为"$4.6 \times 10^{12}/L$"，白细胞数改为"$8.0 \times 10^{9}/L$"。

例 98 对乙酰氨基酚（扑热息痛），0.5mg，口服（高热仍未退时）。

解析：计量单位"mg"错误，应是"g"。该药口服剂型为片剂，每片 650mg 即 0.65g，每次 1~2 片，每 8 小时 1 次。"0.5mg"无法给药，对成人、儿童也都不能发挥治疗作用。

处理：将"mg"改为"g"，或将"0.5mg"改为每次 1 片。

例 99 肝肺综合征诊断的参考条件之一是动脉血氧分压 <650.3mmHg（6.7kPa）。

解析：这是一个被责任编辑改错了的文句。原稿是"6.73kPa"，责编将其改为"650.3mmHg（6.7kPa）。"①"650.3mmHg"是任何情况下都不存在的荒谬数据；②缺氧的判断一般以动脉血氧分压（PaO_2）< 50mmHg 为标准，

“6.73kPa”接近50mmHg，叙述正确；③发生如此重大差错的可能原因是，责编太粗心，换算数据时，在6.73的“6”后加入“50”，并删除“7”，但忘删除关键的“6”，铸成大错。

处理：①将“650.3mmHg（6.7kPa）”改为“50mmHg（6.7kPa）”；②也可以不换算，删除“650.3mmHg”，只保留“6.7kPa”。

例100　铬的原子量是5.2。

解析：这是一个作者原创并被责任编辑认可的文句，该原子量表述严重错误，铬的原子量是“51.998”。

处理：将“5.2”改为“51.998”。

注：①100例全部摘自笔者2001~2016的“编辑札记”，未做文字改动；②实例分科旨在分析错误发生的趋势；③少数实例性质酷似，故分别列举，集中分析，以省篇幅；④“解析”内容的主要参考资料：《中国医学百科全书》有关分册，陈敏章主编《中华内科学》（1999），李璞主编《医学遗传学》（1999），曹泽毅主编《中华妇科学·临床版》（2011），陈琪主编《中华医学百科全书·基础医学·病理生理学》（2013）。

附录2　若干易混淆的医学名词

笔者在工作中发现，一些医学文稿误用易混淆的名词，导致含义异化，基本概念错误。现将若干此类名词辑录如下。

1. 细胞凋亡与细胞坏死

这是两个完全不同的概念。①细胞凋亡：机体为维持自身稳定而启动的程序化死亡，是主动过程，生理性死亡，是普遍现象。细胞凋亡受阻将导致疾病，如肿瘤；②细胞坏死：外因所致细胞非程序性死亡，是被动过程，是病理性死亡，如浓酸浓碱侵袭机体，轻者致细胞损伤，重者致细胞坏死。与此有关的还有下列概念：①细胞死亡：泛指细胞结构和功能的不可逆丧失，包括程序性和非程序性死亡；②程序性死亡：为维持组织稳定而启动的生理性死亡，有凋亡、自噬、副凋亡、胀亡等方式，最常见的是凋亡。

常见错误：①将细胞坏死表述为"细胞凋亡"十分普遍；②有人将"凋亡"与"程序性死亡"视为同一或互不相干。

2. 防治与防制

这是两个完全不同的概念。①防治："疾病防治"，临床医学常用语，用各种方法预防和治疗疾病，其作用对象是疾病；②防制：常用"生物防制"，是生物学或农林、环保领域的常用词，利用生物之间的天敌或矛盾关系，用一种生物抑制或消灭另一种有害生物的方法。例如，用瓢虫消灭蚜虫，用肿腿蜂消灭树木害虫天牛。近年来，寨卡病毒肆疟南美洲，人群不堪其害，2016年初，国际原子能机构与南美一些国家研究用核辐射方法造成雄蚊基因突变，制造“不育”雄蚊，然后将其大量放入环境，与雌蚊交配，雌蚊不能孕育幼蚊，减少蚊密度，降低传播危险，是一种典型的“生物防制”方法。

常见错误： 主要发生在责编，不了解“生物防制”涵义，将“生物防制”改为“生物防治”。实际上，医学领域并无“生物防治”名词。

3. 血红素与血色素

①血红素：亚铁离子与原卟啉Ⅸ结合而成的络合物，呈红色，是合成血红蛋白的辅基；②血色素：血红蛋白的旧称，现已弃用，指珠蛋白与辅基组成的色蛋白，呈红色。可见血红素是血红蛋白的组成成分之一，二者有关但并非同一。

常见错误： 主要发生在责编，将“血红素”改为“血红蛋白”（血色素）。

4. 特发性疾病与特应性疾病

①特发性疾病：一类原因不明的疾病，如特发性间质肺炎；②特应性疾病：机体高反应性疾病，属变态反应性疾病，一般有遗传背景，如特应性鼻炎。

常见错误： 混淆两种概念，甚至将特发性疾病误为特应性疾病。

5. 雷诺病与雷诺现象（雷诺征）

雷诺现象是指血管神经功能紊乱引起肢端小动脉痉挛而出

现的肢端发绀、苍白、麻木，颜面潮红的临床表现，分为原发性与继发性。①原发性：情绪激动或寒冷刺激诱发的雷诺现象，多发生于青年女性，称雷诺病；②继发性：源于其他疾病（如结缔组织病、血液病、动脉瘤、神经源性疾病、创伤、病毒感染、化学物品中毒）诱发的雷诺现象，可称雷诺征。此“现象”的表现均为症状和体征，准确叫法应是“雷诺征”。对此，30年前的《中国医学百科全书》神经病学分卷有专设条目“雷诺病与雷诺现象”叙述（李舜伟等）。

常见错误：两个名词互相混淆，甚至不管原因，一概称为“雷诺现象”。

6. 库欣病与库欣综合征

库欣综合征是皮质醇增多症的“又称”，肾上腺皮质分泌过多糖皮质激素（主要是皮质醇）主要表现为满月脸、多血质外貌、向心性肥胖、皮肤紫纹、痤疮、高血压和骨质疏松，是一类（不是一种）临床综合征。其病因分为垂体性和非垂体性。垂体性：垂体病变（如微腺瘤），致其分泌促肾上腺皮质激素（ACTA）增多，使肾上腺皮质增生，皮质醇分泌增多，称库欣病，约占库欣综合征的70%。非垂体性：分为三类。①原发性肾上腺皮质肿瘤：如肾上腺腺瘤或腺癌所致皮质醇增多；②异位ACTH综合征：垂体以外恶性肿瘤（如肺癌、胰腺癌）分泌大量ACTH，促进肾上腺皮质增生、分泌过量皮质醇；③不依赖ACTH的肾上腺皮质小结节增生或发育不良：不以ACTH刺激为诱因的皮质醇增多症。上述非垂体性皮质醇增多症均称库欣综合征。可见，垂体性皮质醇增多症称库欣病，非垂体的称库欣综合征。

常见错误：混淆两个概念，甚至一概称“库欣综合征”。

7. 病原微生物与病原生物

①病原微生物：是一个经典名词，指一类体积微小、结构简单、肉眼见不到、可在人工培养基生长繁殖的微小生物，按其结构分为三类：非细胞型微生物、原核细胞型微生物和真核细胞型微生物，包括病毒（含噬菌体）、细菌、立克次体、螺旋体、支原体、衣原体和真菌；②病原生物：这是近年来使用频繁的名词，一般指微生物和寄生虫，广义地说还包括分泌毒素的动物（如蛇、蜈蚣）和有毒植物（如毒蘑菇）。二者的主要区别是微生物一般都能在人工培养基上生长繁殖，寄生虫则要依靠寄生于另一种生物才能完成生活史、生存、发育，它们并非一类生物。两个名词属两种概念，不能混用。有人认为二者的区别是微生物体积小需借助显微镜才能见到。这是一种误解，寄生虫中的有些原虫（单细胞）的体积甚至比体积大的微生物（如枯草杆菌）还小。有人把非细胞型生物称为“无核生物”，这是不对的：①未揭示该种生物的实质；②“无核”者并非都是“生物”，如成熟红细胞。

常见错误：叙述病原体时，将微生物和寄生虫统称为“病原微生物”的现象较普遍。

8. 三倍体与三体型

人类体细胞染色体有23对（46条），一半源自父方，一半来自母方，核型为46，XX或46，XY，称二倍体。染色体数目改变时，有整倍体与非整倍体两种方式。①整倍体：染色体基数倍数的个体，如三倍体、四倍体、五倍体，其中只有三倍体胚胎能存活，但也不多见。三倍体：每号染色体都有3条的个体，核型为 69，XXX，69，XXY 或 69，XYY；②非整倍体：染色体比二倍体多或少 1 条的个体，如单体型、三体型、四体型。三体型：某号染色体多 1 条的个体，是最常见的染色体数目异常，最经典的病例是唐氏综合征（核型：47，XX，+21 或 47，XY，+21）。可见，虽然是染色体数目异常，但性质完全不同，每号染色体均 3 条者称三倍体，某号染色体 3 条者称三体型，不可混淆。

常见错误：两个名词混用，或统称为："三倍体"。

9. 等渗溶液与等张溶液

①等渗溶液：渗透压与血浆相同的溶液；②等张溶液：能使悬浮于其中的红细胞保持正常体积和形态的溶液。两者概念不同，"渗"指液体渗透压，"张"指液体张力。不同液体，等渗与等张均不相同，如 0.85 氧化钠溶液既是等渗溶液也是等张溶液；0.1%尿素溶液则是等渗溶液但不是等张溶液。

常见错误：混淆概念，将二者视为同一，甚至将"等张"改为"等渗"。

10. 遗传性疾病与家族性疾病、先天性疾病

①遗传性疾病：遗传物质改变所致疾病；②家族性疾病：家族聚集发生的疾病；③先天性疾病：出生时即表现的疾病。3 个名词有关联但并非同一概念。①遗传性疾病有家族聚集现象但家族性不等于遗传性，有的遗传病并无家庭聚集现象，如常染色体隐性遗传病，反之，有的家族聚发疾病并非遗传病，如水俣病、克山病；②遗传性疾病常表现为先天性，但先天性不等于遗传性，有的遗传性疾病并不表现为先天性，如蚕豆病，

只有进食蚕豆才会发病，反之，有的先天性疾病并非遗传性，如妊娠期间被弓形虫感染所致胎儿畸形，并非源于遗传物质改变。

常见错误：将遗传性疾病、家族性疾病、先天性疾病混为一谈。

11. 淋巴瘤与恶性淋巴瘤、霍奇金淋巴瘤、非霍奇金淋巴瘤、Burkitt 淋巴瘤

①淋巴瘤：淋巴网状组织的恶性肿瘤，分为霍奇金淋巴瘤（约占 10%）和非霍奇金淋巴瘤（约占 90%）；②恶性淋巴瘤：淋巴瘤的同义词。实际上，淋巴瘤无良性，一般不用此词；③非霍奇金淋巴瘤：常见淋巴瘤类型，有多种亚型，Burkitt 是其中之一。

常见错误：概念混淆，将淋巴瘤与霍奇金淋巴瘤并列，淋巴瘤与非霍奇金淋巴瘤并列，Burkitt 淋巴瘤与非霍奇金淋巴瘤或淋巴瘤并列，视为不同疾病。

12. 儿茶酚胺与多巴胺、去甲肾上腺素、肾上腺素

①儿茶酚胺：是一类由儿茶酚与胺组成的低分子量物质，在脑、交感神经、肾上腺髓质合成。人类最重要的儿茶酚胺是多巴胺、去甲肾上腺素、肾上腺素；②多巴胺、去甲肾上腺素、肾上腺素：它们都是儿茶酚胺类物质。酪氨酸是儿茶酚胺的前体，其合成过程是：酪氨酸 $\xrightarrow{\text{酪氨酸羟化酶}}$ 多巴 $\xrightarrow{\text{芳香 }\alpha\text{-氨基酸脱羧酶}}$ 多巴胺 $\xrightarrow{\text{多巴胺 }\beta\text{-羟化酶}}$ 去甲肾上腺素 $\xrightarrow{\text{苯乙醇胺-N-甲基转移酶}}$ 肾上腺素。可见，3 种物质均是儿茶酚胺类物质，与儿茶酚胺是从属关系。

常见错误：将儿茶酚胺与多巴胺、去甲肾上腺素、肾上腺素视为互不相干的物质，将儿茶酚胺与多巴胺或儿茶酚胺与去甲肾上腺素并列叙述，导致概念错误。

13. Southern blotting 与 Northern blotting

①Southern blotting（也可表述为 Southern blot）：一种检测 DNA 水平基因表达与功能的分子生物学方法，也可称为 DNA 印迹或 Southern 印迹；②Northern blotting（也可表述为 Northern blot）：一种检测 RNA 水平基因表达与功能的分子生物学方法，也可称 RNA 印迹或 Northern 印迹。两种方法用途不同，Southern blotting 不能检测 RNA，Northern blotting 不能检测 DNA。这是两个不能准确中译的名词，有时记忆困难，容易混淆。可试用说话习惯分辨。国人说话一般先“南”后“北”，先“DNA”后“RNA”，将“Southern”视为“南”，“Northern”视为“北”，Southern（南）—DNA，Northern（北）—RNA。这种方法无科学性可言，但对分辨、记忆两种方法的用途有效果。

常见错误:：笔者曾不止一次见到用“Southern blotting 检测 RNA”“Northern blotting 检测 DNA”的叙述。任何一种叙述都是误导。

14. 嗜酸性粒（包括嗜碱性粒）细胞与嗜酸性（包括嗜碱性）细胞

嗜酸性粒细胞与嗜酸性细胞、嗜碱性粒细胞与嗜碱性细胞均非同一概念，二者互不相干。

嗜酸性粒细胞与嗜碱性粒细胞是血液成分中 3 种粒细胞（嗜酸性粒细胞、嗜碱性粒细胞、中性粒细胞）之二，属吞噬细胞；嗜酸性细胞、嗜碱性细胞是腺垂体3种细胞（嗜酸性细胞、嗜碱性细胞、嫌色细胞）之二，属分泌细胞。嗜酸性细胞合成和分泌生长激素和泌乳素，嗜碱性细胞合成和分泌卵泡刺激素、黄体生成素、促甲状腺激素、促肾上腺皮质激素。由此可见，嗜酸性粒细胞、嗜碱性粒细胞是血液成分中的吞噬细胞，嗜酸性细胞、嗜碱性细胞是腺垂体成分中的激素合成、分泌细胞，二者无任何交集。

常见错误：将嗜酸性粒细胞表述为嗜酸性细胞，笔者见过多例。

附录3　规范医学名词

（一）综合学科

不规范名词	规范名词
11-脱氢-17-羟皮质酮	可的松
6-磷酸葡萄糖脱氢酶缺乏症	葡萄糖-6-磷酸脱氢酶缺乏症
8-精加压催产素	8-精催产素
B 细胞分化因子	白细胞介素-6（或白介素）
F 小体	Y 小体
N-脂酰鞘氨醇	神经酰胺
Q 酶，淀粉分支酶	分支酶
SD 基因座	血清学限定的基因座
T 细胞生长因子	白［细胞］介素-2
T 细胞替代因子	白［细胞］介素-5
α-地中海贫血	α-珠蛋白生成障碍性贫血
α 生育酚	维生素 E
β-丙氨酰组氨酸	肌肽
β-地中海贫血	β-珠蛋白生成障碍性贫血
θ 抗原	Thy 抗原
阿-陆二氏手术	上颌窦根治术
阿狄森病	肾上腺皮质功能不全
阿谢曼综合征	子宫腔粘连综合征
氨基端	N 端［用于生化］
巴氏小体	X 染色质

续 表

不规范名词	规范名词
白蛋白	清蛋白
白塞综合征［病］	贝赫切特［Behcet］综合征
白色梗死	贫血性梗死
伴随负变化	伴随负电位
棒状体肌病	线状体肌病
包虫病	棘球蚴病
暴耳	突发性聋
暴发性肝炎，急性肝坏死，急性黄色肝萎缩	急性重型肝炎
苯甲酰甘氨酸	马尿酸
鼻堵	鼻塞
鼻衄	鼻出血
鼻中隔弯曲	鼻中隔偏曲
变性温度	解链温度
搏出功	每搏作功
插入序列	内含子
肠道集合淋巴结	派尔集合淋巴结
尘肺	肺尘埃沉着症
成浆细胞	浆母细胞
成熟分裂	减数分裂
持续动作	持续语言
出血性肾上腺综合征	沃-弗综合征
初缢痕	主缢痕
串联易位	衔接易位

续 表

不规范名词	规范名词
垂体后叶	神经垂体
垂体前叶	腺垂体
垂体性侏儒症	生长激素缺乏性侏儒症
唇读	读唇
次黄苷	肌苷
次黄酸苷	肌苷酸
次缢痕	副缢痕
大活检	剥脱活检
单倍型	单体型
胆钙化醇	维生素 D_3
胆固醇累积病	胆固醇贮积病
胆囊收缩素	缩胆囊素
胆小管性肝炎	淤胆型肝炎
胆总管囊性扩张	胆总管囊肿
蛋氨酸	甲硫氨酸
刀豆蛋白 A	伴刀豆球蛋白 A
倒经	代偿性月经
低血氧	低氧血
电抽搐治疗	电休克治疗
毒性弥散性甲状腺肿	格雷夫斯病［Graves］病
多聚酶链反应	聚合酶链反应
多态现象	多态性［遗传学］
恶液质	恶病质

续 表

不规范名词	规范名词
儿童多动症，脑功能轻微失调	注意缺陷障碍
二乙基己烯雌酚	乙底酚
发生器电位	启动电位［生理学］
法乐三联症	法洛三联症
法乐四联症	法洛四联症
法乐五联症	法洛五联症
反丁烯二酸	延胡索酸
反向遗传学	反求遗传学
放射遗传学	辐射遗传学
非典型分枝杆菌病	非结核性分枝杆菌病
非何杰金病	非霍奇金淋巴瘤
肥胖生殖无能综合征	弗勒赫利希综合征
肺J感受器	肺毛细血管旁感受器
肺孢子虫［囊虫］病	肺孢子菌病
肺吸虫病	卫氏并殖吸虫病
奋森氏咽峡炎	樊尚咽峡炎
粪石	胃［肠］石
肤纹学	皮纹学
辅酶Ⅰ	烟酰胺腺嘌呤二核苷酸［NAD］
辅酶Ⅱ	烟酰胺腺嘌呤二核苷酸磷酸［NADP］
辅酶Q	泛醌
复极化	复极
盖氏计数法	加氏计数法
甘塞综合征	甘瑟综合征

续　表

不规范名词	规范名词
甘油单酯	单酰甘油
甘油二酯	二酰甘油
甘油三酯	三酰甘油
肝梗塞	肝梗死
感觉神经耳聋	感音神经耳聋
钢发综合征	门克斯病
高 γ-球蛋白血症	高丙种球蛋白血症
高雪病	戈谢病
高血压病	原发性高血压
高压舱	加压舱
睾丸女性化综合征	雌激素不敏感综合征
膈呼吸	腹式呼吸
弓形体	弓形虫
弓形体病	弓形虫病
佝偻病	维生素 D 缺乏病
古德帕斯丘综合征	肺出血-肾炎综合征
胱氨酸累积症	胱氨酸贮积症
何杰金病、霍奇金病	霍奇金淋巴瘤
河盲症	盘尾丝虫病
河豚毒素	河鲀毒素
核蛋白体	核糖体
核黄疸	胆红素脑病
核黄素缺乏病	维生素 B_2 缺乏病

续 表

不规范名词	规范名词
核黄素	维生素 B_2
黑-伯二氏反射	肺牵张反射
黑视	中心视力丧失
亨利袢，肾单位袢	髓袢
红色梗死	出血性梗死
红细胞压积	血细胞比容
后天免疫	获得性免疫
华-弗综合征	暴发型脑膜炎球菌败血症
华氏巨球蛋白血症肾病	瓦氏巨球蛋白血症肾病
坏血病	维生素 C 缺乏病
黄体生成素释放激素	促性腺素释放激素
灰视	周边视力丧失
活化中心	活性部位
机理	机制
积极优生学	正优生学
几丁质	壳多糖
己糖磷酸支路	戊糖磷酸途径
脊髓灰白质炎	脊髓灰质炎
记纹鼓	记纹器
家族性黑蒙性痴呆	GM_2 神经节苷脂贮积症变异型 B
家族性出血性肾炎	奥尔波特综合征
家族性呆小聋哑症	彭德莱综合征
家族性复合高脂血症	复合脂蛋白型高脂血症

续 表

不规范名词	规范名词
家族性异常β脂蛋白血症	家族性3型高脂血症
假球麻痹	假延髓麻痹
假特纳综合征	努南综合征
兼性异染色质	功能性异染色质
减压舱	低压舱
减压神经，主动脉神经	降压神经
节段性肠炎，克隆病，局限性肠炎	克罗恩病［Crohn病］
杰氏冠状动脉导管	贾金斯冠状动脉导管
结构性异染色质	组成性异染色质
结核性风湿病	蓬塞病
进行性白质脑病	宾斯旺格病
精神发育迟缓	智力低下
巨细胞包涵体	巨细胞病毒
巨细胞包涵体病	巨细胞病毒感染
卡普格拉斯痴呆	替身综合征
卡索尼试验	包虫皮内试验
抗La抗体	抗SSB抗体
抗Ro抗体	抗SSA抗体
抗坏血酸	维生素C
抗体H链	抗体重链
抗体L链	抗体轻链
抗雄激素综合征，雄激素不敏感综合征	睾丸女性化综合征

续 表

不规范名词	规范名词
抗血友病因子	（凝血）因子Ⅷ
克里米亚-新疆出血热	克里米亚出血热
克尼格征	凯尔尼格征
恐缩症	缩阳症
枯草热，季节性变应性皮炎	花粉症
枯否细胞	库普弗细胞
库欣反应	脑缺血反应
跨声门癌	贯声门癌
赖氨酰缓激肽	胰激肽
郎罕氏细胞	朗格汉斯细胞
老年前期痴呆	阿尔茨海默病
类风湿关节炎伴脾大白细胞减少	费尔蒂综合征
镰形细胞，镰刀形细胞	镰状细胞
硫胺素	维生素 B_1
卢梭小体	拉塞尔小体
麻疹黏膜斑	科氏斑（Koplik 斑）
麦角钙化醇	维生素 D_2
脉搏压，脉压差	脉压
矛盾情感	矛盾意向
每搏输出量	每搏量
美尼尔病	梅尼埃病
蒙氏试验	利什曼素皮肤试验
弥散性硬化	希尔德病

续　表

不规范名词	规范名词
糜蛋白酶	胰凝乳蛋白酶
面肌痉挛	面肌抽搐
内窥镜	内镜
内淋巴水肿	膜迷路积水
内脏利什曼病	黑热病
纳博特囊肿	子宫颈腺囊肿
囊虫病	猪囊尾蚴病
囊型包虫病	细粒棘球蚴病
脑梗塞	脑梗死
脑面血管瘤病	斯特奇-韦伯综合征
脑膜炎球菌脑膜炎	流行性脑脊髓膜炎［流脑］
尼基小体	内氏小体
拟表型	表型模拟
逆转录病毒	反转录病毒
逆转录酶	反转录酶
听神经纤维瘤	听神经瘤
尿素循环	鸟氨酸循环
尿酸酶	尿酸氧化酶
尿酸肾病	高尿酸血症肾病
柠檬酸循环	三羧酸循环
凝溶蛋白尿	本周蛋白尿
牛肉绦虫病	牛带绦虫病
浓缩胶	成层胶
脓毒血症	脓血症［pyemia］

续 表

不规范名词	规范名词
派杰病	佩吉特病
泡型包虫病	多房棘球蚴病
配对间期	偶联间期
配基	配体［用于生化］
皮质醇	氢化可的松
皮质醇增多综合征，皮质醇增多症	库欣综合征
剖腹产术	剖宫产术
普-文二氏综合征	缺铁性吞咽困难综合征
气道阻力	呼吸道阻力
腔上囊	法氏囊
桥本病	慢性淋巴细胞性甲状腺炎
球孢子菌性肉芽肿	球孢子菌病
球麻痹	延髓麻痹
球旁细胞瘤	肾素瘤
趋化性	趋化作用
去极化	除极
缺口位移	缺口平移
热价	卡价［生理］
任氏液	林格液
日本乙型脑炎	流行性乙型脑炎
绒毛收缩素，肠绒毛促动素	缩肠绒毛素
溶酶体累积症	溶酶体贮积症
三腔二囊管	森斯塔肯-布莱克莫尔管

续 表

不规范名词	规范名词
色谱法	层析
沙加斯肿	美洲锥虫肿
沙利文堵耳试验	堵耳试验
社区心理卫生	社区精神卫生
神经降压素	神经降压肽
肾梗塞	肾梗死
肾综合征出血热	流行性出血热
渗出性中耳炎	分泌性中耳炎
生长调节素	生长素介质
生长激素释放抑制激素	生长抑素
生命支持系统，生命维持系统	生命保障系统
声哑	声嘶
失音	失声
石棉肺	石棉沉着病
始基卵泡	原始卵泡
室性自搏心律	心室自主心律
授乳	哺乳
水泻-低血钾-胃酸缺乏综合征	舒血管肠肽瘤
睡眠病	非洲锥虫病
顺丁二酸	马来酸
死腔	无效腔［生理］
四碘甲腺原氨酸	甲状腺素［T_4］
宋氏冠状动脉导管	松斯冠状动脉导管

续　表

不规范名词	规范名词
髓旁肾单位	近髓肾单位
羧基端	C端［用于生化］
糖皮质类固醇	糖皮质激素
糖原累积症	糖原贮积症
体位性低血压	直立性低血压
听力曲线	听力图
通气过度	通气增强
同卵双生	单卵双胎
同位素	放射性核素
同心圆性硬化，贝罗病	巴洛病
同源嵌合体	嵌合体
痛性眼肌麻痹	托络萨-亨特综合征
托伦瓦尔特氏病	咽囊炎
唾液蛋白	涎蛋白
蛙皮素	铃蟾肽
网状内皮系统	单核吞噬细胞系统［MPS］
围产期	围生期
围产医学	围生医学
伪膜	假膜
伪膜性结肠炎	假膜性结肠炎
伪膜性小肠炎	假膜性小肠炎
胃泌素	促胃液素
涡流	层流［生理］
无脂肪体重	瘦体重

续 表

不规范名词	规范名词
矽肺	硅沉着病
烯脑苷脂	羟脑苷脂
系统性幼年型类风湿关节炎	斯蒂尔病
细精管发育障碍症	克兰费尔特综合征
先天性代谢缺陷	遗传性代谢缺陷
先天性风疹综合征	胎儿风疹综合征
先天性结核病	宫内感染结核病
先天性遗传性肾小管性酸中毒	家族性低磷血症
先天愚型，21 三体综合征	唐氏综合征
向量心电图	心向量图
消极优生学	负优生学
心肌梗塞	心肌梗死
心境障碍	情感障碍
心理卫生	精神卫生
心钠素，心房肽	心房钠尿肽
心输出量	心排出量
心指数	心排血指数
新生儿呼吸窘迫综合征	新生儿肺透明膜病
性逆转综合征	性转变综合征
性腺发育障碍症；45，X 综合征；性发育不全	特纳综合征［Turner 综合征］
性幼稚-失嗅综合征	卡尔曼综合征
胸内压	胸膜腔内压
胸水	胸腔积液

续 表

不规范名词	规范名词
嗅敏度试验	普雷茨试验
血管加压素，抗利尿激素	血管升压素
血液动力学	血流动力学
亚急性肝坏死，亚急性黄色肝萎缩	亚急性重型肝炎
岩部炎	岩锥炎
盐皮质类固醇	盐皮质激素
药瘾	药物依赖
胰泌素	促胰液素
移植抗原	组织相容性抗原
遗传图	连锁图
遗传性出血性毛细血管扩张	奥斯勒-当洛综合征
疑病症	疑病性神经症
异常整流	内向整流［生理学］
异卵双生	二卵双胎
抑胰肽	糖依赖性胰岛素释放肽
易感性	易患性［适用于遗传学］
婴儿型脊髓性肌萎缩	韦德尼希-霍夫曼病
荧光抗体	荧光素标记抗体
游离水清除率	自由水清除率
原淋巴细胞	淋巴母细胞
晕机	空晕病
甾醇	固醇
甾类激素	类固醇激素

续　表

不规范名词	规范名词
早搏，过早搏动	期前收缩
黏多糖累积症	黏多糖贮积症
黏膜皮肤淋巴结综合征	川崎病
黏脂累积症	黏脂贮积症
震颤麻痹	帕金森病
正压呼吸	加压呼吸
支链淀粉酶，限制糊精水解酶	脱支酶
支链酮酸尿症	枫糖尿症
植醇	叶绿醇
植物凝集素	外源凝集素
植物神经系统	自主神经系统
周期性麻痹	周期性瘫痪
猪肉绦虫病	猪带绦虫病
转译	翻译［适用于遗传学］
浊肿	细胞肿胀
着魔	附体
足分枝菌病	足菌肿
阻断症	破裂序列征

（二）解剖学

不规范名词	规范名词
［颞骨］锥体	［颞骨］岩部
［颧突］道上三角	［颧突］乳突上嵴
［子宫］黏膜	子宫内膜
保护性牙周膜	牙龈
背侧核群	［背侧丘脑］外侧核群
背侧后核	［背侧丘脑］外侧后核
背侧面	［肩胛骨］后面
背侧前核	［背侧丘脑］外侧背核
背核	［脊髓］胸核
贲门口	贲门
鼻前孔	梨状孔
鼻外动脉	鼻背动脉
勃起神经	［副交感部］盆内脏神经
侧腹	腹外侧区
肠系膜间动脉	［肠系膜］升动脉
垂体后叶	神经垂体
垂体前叶	腺垂体
大池	小脑延髓池
大脑水管	中脑水管
骶前神经	［自主神经］上腹下丛
蝶囟	前外侧囟
蝶导血管孔	蝶导静脉孔

续 表

不规范名词	规范名词
蝶突	[鼻中隔软骨] 后突
顶颞缝	鳞顶缝
镀银	银染色
额囟	前囟
额肌	[枕额肌] 额腹
二腹肌三角	下颌下三角
二尖瓣	左房室瓣
返动脉	长中央动脉
肺动脉干瓣	[右心室] 肺动脉瓣
肺动脉干杈	肺动脉杈
肺动脉干窦	肺动脉窦
肺动脉干口	[右心室] 肺动脉口
肺胸膜、脏层胸膜	脏胸膜
附睾圆锥	附睾小体
副闭孔静脉	腹壁下静脉耻骨支
副多角骨	[腕骨] 中央骨
副交感根、短根	动脉神经根
副屈肌	足底方肌
腹侧丘脑	底丘脑
腹股沟弓	腹股沟韧带
腹股沟管腹环	腹股沟管深环
腹股沟管皮下环	腹股沟管浅环
腹外侧核	[背侧丘脑] 腹中间核
腹下区	耻区

续 表

不规范名词	规范名词
感觉根	[脊神经] 后根
感觉根，长根	[动眼神经] 鼻睫根
肛皮线	[肛管] 齿状线
肛隙	臀裂
膈脾韧带	脾肾韧带
根支	[横突部] 脊支
跟骨前结节	跟骨小结节
骨盆出口	骨盆下口
骨盆入口	骨盆上口
骨体	骨干
骨外膜	骨膜
骨脏颅	面颅
固有筋膜	深筋膜
海马回	海马旁回
红核前区	[底丘脑] 被盖区
后囟点	人字点
后屈束	[上丘脑] 缰核脚间束
后髓帆	[第四脑室] 下髓帆
踝关节	距小腿关节
踝后区	距小腿后区
踝前区	距小腿前区
环声膜	[喉腔] 弹性圆锥
寰枕前韧带	寰枕前膜
灰小结节	[延髓] 三叉结节

续　表

不规范名词	规范名词
回肠瓣	回盲瓣
回肠乳头	回盲乳头
会阴膜	尿生殖膈下筋膜
会阴体	会阴中心腱
基底节	基底核
脊髓部	［副神经］脊髓根
肩带骨	上肢带骨
肩胛背动脉	［颈横动脉］深支
肩胛舌骨肌气管三角	肌三角
肩胛舌骨肌锁骨三角	锁骨上大窝
肩胛舌骨肌斜方肌三角	枕三角
结合臂	小脑上脚
结节垂体束	［底丘脑］结节漏斗束
精囊腺	精囊
颈部	［椎动脉］横突部
颈后三角	颈外侧区
颈前静脉淋巴结	颈前浅淋巴结
颈前三角	颈前区
颈浅动脉	［颈横动脉］浅支
咀嚼面	殆面
距跟关节	距下关节
颏联合	下颌联合
髁状关节	椭圆关节
眶底	［眶缘］下壁

续 表

不规范名词	规范名词
眶顶	[眶缘] 上壁
眶结节	眶隆起
肋面	[肩胛骨] 前面
联合腱	腹股沟镰
淋巴滤泡	淋巴小结
漏斗	[右心室] 动脉圆锥
颅顶腱膜	帽状腱膜
卵圆窝	隐静脉裂孔
螺旋膜	蜗管鼓壁
迷走部	[副神经] 脑根
内耳道支	迷路动脉
内脏神经系统、植物神经系统	自主神经系统
脑桥臂	小脑中脚
盆丛	[自主神经] 下腹下丛
盆带骨	下肢带骨
皮下筋膜	浅筋膜
皮质部	[大脑后动脉] 终部
皮质延髓束	[延髓] 皮质核束
胼胝体周围动脉	[大脑前动脉] 交通后部
葡萄膜部	[巩膜] 血管膜部
气管韧带	气管肌
髂区	腹股沟区
前臂尺侧缘	前臂内侧缘
前臂桡侧缘	前臂外侧缘

续 表

不规范名词	规范名词
前房角	虹膜角膜间隙
前髓帆	[第四脑室] 上髓帆
前庭膜	蜗管前庭壁
丘脑	背侧丘脑
球连合	前庭球中间部
曲细精管	精曲小管
乳突囟	后外侧囟
三叉丘系	三叉丘脑束
三尖瓣	右房室瓣
三角韧带	内侧韧带
筛窦	筛小房
上丘脑连合	[上丘脑] 后连合
神经颅	脑颅
肾周动脉	肾囊动脉
绳状体	[延髓] 小脑下角
十二指肠降部	[十二指肠] 水平部
十二指肠结肠襞	十二指肠下襞
十二指肠空肠襞	十二指肠上襞
十二指肠球	[十二指肠] 壶腹
双尖牙	前磨牙
松果腺	松果体
髓腔	牙腔
锁骨下淋巴结	三角胸肌淋巴结
突触后成分	突触后部

续 表

不规范名词	规范名词
突触前成分	突触前部
外淋巴管	[蜗迷路] 蜗水管
外淋巴管内口	蜗水管内口
位听神经	前庭蜗神经（Ⅷ）
蜗螺神经节	蜗神经节
无名小孔	岩孔
纤肌	降眉间肌
陷窝韧带	腔隙韧带
项区	颈后区
小鱼际隆起	小鱼际
心外膜	[心包浆膜] 脏层
星状神经节	颈胸神经节
胸骨上切迹	[胸骨] 颈静脉切迹
胸廓出口	胸廓下口
胸廓入口	胸廓上口
胸前面	胸肋面
胸下面	胸膈面
悬雍垂	腭垂
牙槽纤维关节	[关节] 嵌合
牙间乳头	龈乳头
牙周韧带	牙周纤维
眼脉络膜静脉	[眼] 涡静脉
腋突	[乳腺] 外侧突
翼腭神经	[上颌神经] 神经节支

续　表

不规范名词	规范名词
阴道奇动脉	[子宫动脉] 阴道支
阴茎球	尿道球
幽门口	幽门
右冠状静脉	心中静脉
右胸导管	右淋巴导管
鱼际隆起	鱼际
运动根	[脊神经] 前根
枕囟	后囟
枕肌	[枕额肌] 枕腹
直肠肛管淋巴结	直肠旁淋巴结
直细精管	精直小管
指状压迹	脑回压迹
中间块	丘脑间黏合
中间面神经	面神经 [Ⅶ]
主动脉腹部	腹主动脉
主动脉降部	降主动脉
主动脉升部	升主动脉
主动脉胸部	胸主动脉
锥后裂	[小脑] 次裂
足腓侧缘	足外侧缘
足胫侧缘	足内侧缘
左冠状静脉	心大静脉
坐骨直肠窝	坐骨肛门窝
坐骨直肠窝脂体	坐骨肛门窝脂体

（三）细胞生物学

不规范名词	规范名词
GPT 连接蛋白	G 蛋白
HMG 蛋白	高速泳动族蛋白
胞囊	孢囊
标记染色体	标志染色体
成熟分裂	减数分裂
船坞蛋白质	停靠蛋白质
多胚现象	多胚性
多糖包被	糖萼
额外染色体，超数染色体	副染色体
合核体	融核体
核膜孔	核孔复合体
化生	组织转化
基板	基膜
基因带	基因线
甲基绿-派洛宁染色	乌纳染色
间性体	雌雄间体
解剖显微镜	立体显微镜
抗 H 链	抗体重链
抗 L 链	抗体轻链
类核	拟核
锚着因子	贴壁因子
逆转录病毒	反转录病毒
偶线期	合线期

续 表

不规范名词	规范名词
培养基［在微生物学，“增养基”正确］	培养液［适用于细胞培养］
配子配合	融合生殖
染色体组型	核型
伸缩泡	收缩泡
生源说	生源论
双态现象	二态性
同祖染色体	部分同源染色体
脱分化	去分化
微管形成中心	微管组织中心
无性［繁殖］系	克隆
细胞激动素	细胞分裂素
细菌组蛋白	HU 蛋白
先成说	先成论
星体丝	星射线
雄核发育	孤雄发育
岩藻黄质	藻褐素
液泡膜	液泡形成体
游离基因	附加体
藻胆蛋白体	藻胆体
中膜体	间膜

（四）组织学、胚胎学

不规范名词	规范名词
[粗] 纤维骨	编织骨
[甲状腺] C 细胞	[甲状腺] 滤泡旁细胞
[卵泡] 颗粒细胞	卵泡细胞
[肾] 血管球	肾小球
[眼] 葡萄膜	[眼] 血管膜
EC 细胞	肠嗜铬细胞
L 小管	纵小管
P 细胞	起搏细胞
T 小管	横小管
暗体	密体
暗细胞	[集合小管] 闰细胞
巴尔体	性染色质
板层颗粒	膜被颗粒
胞浆	细胞质 [胞质]
鲍曼囊	肾小囊
鲍曼囊腔	肾小囊腔
鲍曼腺	嗅腺
闭锁小带	紧密连接
冰冻切片	冷冻切片
冰冻切片机	冷冻切片机
玻璃体膜	玻璃体囊
布伦纳腺	十二指肠腺

续 表

不规范名词	规范名词
糙面内质网	粗面内质网
肠隐窝	肠腺
成骨	骨化
成骨芽	骨膜芽
成髓细胞	原粒细胞
出胞作用	胞吐作用
出球小动脉	出球微动脉
初级淋巴器官	中枢淋巴器官
次级淋巴器官	周围淋巴器官
大汗腺	[顶泌] 汗腺
单层鳞状上皮	单层扁平上皮
低电子密度	电子透明
顶浆分泌	顶质分泌
顶浆分泌腺	顶质分泌腺
多染性成红细胞	中幼红细胞
多形核白细胞，嗜中性粒细胞	中性粒细胞
非角化复层鳞状上皮	非角化复层扁平上皮
封片	封固
蜂窝组织	疏松结缔组织
福尔克曼管	穿通管
复层鳞状上皮	复层扁平上皮
复染，对染	对比染色
副皮质区	深 [层] 皮质
高电子密度	电子致密

续　表

不规范名词	规范名词
格雷Ⅰ型突触	非对称突触
格雷Ⅱ型突触	对称突触
骨干骨化中心	初级骨化中心
鼓唇	鼓室唇
鼓阶	鼓室阶
管周收缩细胞	［生精小管］类肌细胞
光面内质网	滑面内质网
哈弗斯骨板	骨单位骨板
哈弗斯管	中央管
哈弗斯系统	骨单位
豪希普陷窝	吸收陷窝
合线期	偶线期
核蛋白体	核糖体
核周质	核周体
虹膜角，虹膜角膜角	前房角
后髓细胞	晚幼粒细胞
黄脂肪组织	白脂肪组织
肌动蛋白丝	细肌丝
肌浆	肌质
肌浆网	肌质网
肌球蛋白丝	粗肌丝
基底膜	基膜
极垫细胞	［肾小］球外系膜细胞
甲壁	甲襞

续　表

不规范名词	规范名词
间隙连接	缝隙连接
腱包膜	腱束膜
角化层	角质层
角化复层鳞状上皮	角化复层扁平上皮
节细胞	神经节细胞
结间段	结间体
近髓肾单位	髓旁肾单位
精原细胞 A	A 型精原细胞
精原细胞 B	B 型精原细胞
局浆分泌	局质分泌
局浆分泌腺	局质分泌腺
聚合糖体	多核糖体
科蒂器	螺旋器
郎氏结	郎飞结
雷丘斯线	釉质生长线
离体	体外
立毛肌	竖毛肌
滤过膜	滤过屏障
卵泡期	增生期
迈斯纳小体	触觉小体
泌酸细胞	壁细胞
密区	密斑
明细胞	[集合小管] 主细胞
膜内骨化	膜内成骨

续 表

不规范名词	规范名词
逆行变性	逆向变性
欧文腺	牙本质生长腺
帕奇尼小体	环层小体
派尔斑	集合淋巴小结
潘氏细胞	帕内特细胞
旁神经元	副神经元
皮质肾单位	浅表肾单位
前成红细胞	原红细胞
前骨质	类骨质
前髓细胞	早幼粒细胞
鞘动脉	鞘毛细血管
亲和素	抗生物素蛋白
曲精小管	生精小管
全浆分泌	全质分泌
全浆分泌腺	全质分泌腺
染色法	染色
入胞作用	胞吞作用
入球小动脉	入球微动脉
软骨内骨化	软骨内成骨
软骨周骨化	软骨周成骨
瑞氏染色	瑞特染色
三级卵细胞	囊状卵泡
沙比纤维	穿通纤维
少突胶质细胞	少突胶质

续 表

不规范名词	规范名词
神经分泌神经细胞	神经分泌神经元
神经腱器，高尔基腱器	神经腱梭
神经胶质细胞	神经胶质
神经终末	神经末梢
施-兰切迹	髓鞘切迹
视细胞	感光细胞
嗜碱粒细胞、嗜碱白细胞	嗜碱性粒细胞
嗜碱性成红细胞	早幼红细胞
嗜碱性后髓细胞	嗜碱性晚幼粒细胞
嗜碱性前髓细胞	嗜碱性早幼粒细胞
嗜碱性髓细胞	嗜碱性中幼粒细胞
嗜酸粒细胞，嗜伊红细胞，嗜酸性白细胞	嗜酸性粒细胞
嗜酸性后髓细胞	嗜酸性晚幼粒细胞
嗜酸性前髓细胞	嗜酸性早幼粒细胞
嗜酸性髓细胞	嗜酸性中幼粒细胞
嗜银纤维	网状纤维
曙红	伊红
顺行变性，沃勒变性	顺向变性
松骨质	骨松质
苏木精	苏木素
髓细胞	中幼粒细胞
天然杀伤细胞	自然杀伤细胞
突触缝	突触间隙

续 表

不规范名词	规范名词
突触后成分	突触后部
突触囊泡	突触［小］泡
突触前成分	突触前部
托姆斯突	成釉质细胞突
托姆斯纤维	成牙本质细胞突
微褶细胞	小结节相关上皮细胞
维生素 H	生物素
纹状管	分泌管
细胞外被	细胞衣
细胞液、胞质溶胶	细胞溶胶
细支气管细胞	克拉拉细胞
纤维鞘	［毛囊］真皮鞘
小胶质细胞	小胶质
小结外区	小结间区
星形胶质细胞	星形胶质
形态计量学	形态计量法
血影	血细胞影
牙周韧带	牙周膜
原骨髓腔	初级骨髓腔
杂交组织化学	原位杂交
甾类分泌细胞	类固醇分泌细胞
在体	体内
造血祖细胞	定向造血干细胞
黏着斑	桥粒

续　表

不规范名词	规范名词
黏着小带	中间连接
正成红细胞	晚幼红细胞
质膜	细胞膜
中间阶，膜蜗管	耳蜗管
中性后髓细胞	中性晚幼粒细胞
中性前髓细胞	中性早幼粒细胞
中性髓细胞	中性中幼粒细胞
周围皮质区	浅［层］皮质
轴浆	轴质
轴浆流	轴质流

（五）外科学（含麻醉）

不规范名词	规范名词
阿-基二氏畸形	小脑扁桃体下疝畸形
啊芬太尼	阿芬太尼
巴特尔征	耳后淤血斑
瘢痕癌	马乔林溃疡
表层皮片	刃厚皮片
表皮样囊肿，胆脂瘤	表皮样瘤
波伊茨-耶格综合征	色素沉着息肉综合征
波状碟片	褶曲状碟片
布比卡因	丁哌卡因
布朗病	胫骨内翻

续 表

不规范名词	规范名词
单侧膈肌瘫痪	单侧膈肌麻痹
单管结肠造口术	端式结肠造口术
的卡因，地卡因	丁卡因
地布卡因	辛可卡因
断层皮片	中厚皮片
福克曼挛缩	缺血性挛缩
高渗盐溶液	高张盐溶液
高选择性迷走神经切断术	壁细胞迷走神经切断术
供体	供者
骨圆针	施氏针
冠状动脉搭桥术	冠状动脉旁路移植术
冠状动脉完全性动脉化搭桥术	冠状动脉完全性动脉化旁路移植术
琥珀酰胆碱	琥珀胆碱
化学性阉割	化学睾丸切除
基阿利手术	骨盆内移截骨术
交叉性面瘫偏瘫综合征	米亚尔-居布勒综合征
节段性血管瘤病	科布综合征
结核性附睾炎	附睾结核
经腹会阴直肠切除术	迈尔斯手术
颈动脉体瘤	颈动脉体化学感受器瘤
卡波卡因	甲哌卡因
卡罗利病	先天性胆内胆管扩张
抗绿脓杆菌高免疫球蛋白	抗铜绿假单胞菌高免疫球蛋白
克利佩尔-费尔综合征	先天性短颈综合征

续　表

不规范名词	规范名词
克氏钢丝	克氏针
克氏牵引钳	颅骨牵引钳
冷心脏麻痹法	冷心脏停搏［法］
漏斗	动脉圆锥
卵黄管未闭	脐肠瘘
盲管伤	非贯通伤
梅内特里耶病	巨大肥厚性胃炎
咪唑安定	咪达唑仑
纳洛芬	烯丙吗啡
尼森手术	胃底折叠术
牛皮癣关节炎	银屑病关节炎
脓肾	肾积脓
佩吉特病	乳头乳晕湿疹样癌
球旁细胞瘤	肾素瘤
全层皮片	全厚皮片
肾血管平滑肌脂肪瘤	肾错构瘤
视乳头水肿	视盘水肿
手指牵引夹	球拍式牵引夹
受体	受者
双颞叶切除后综合征	克吕弗-布西综合征
斯德奇-韦伯综合征	脑面血管瘤病
苏芬太尼	舒芬太尼
髓核造影	椎间盘造影
髓质海绵肾	海绵肾

续 表

不规范名词	规范名词
托希尔森手术	脑室-脑池分流术
无动力性肠梗阻	麻痹性肠梗阻
希尔施普龙病	先天性巨结肠
消化性食管炎	反流性食管炎
心搏停止	心脏停搏
心外管道术	拉斯泰利手术
心脏麻痹法	心脏停搏［法］
心脏麻痹液	心脏停搏液
信号淋巴	软斑病细胞
胸壁前凸畸形	鸡胸
胸廓内动脉冠状动脉搭桥术	胸廓内动脉冠状动脉旁路移植术
胸腺耐受	中心耐受
血管活性肠肽	舒血管肠肽
血管母细胞瘤	血管网状细胞瘤
血液心脏麻痹液	血液心脏停搏液
移位	错位
乙托咪酯，乙咪酯	依托咪酯
硬脑膜下积液	硬脑膜水瘤
游走肾危象	迪特尔危象
黏多糖贮积症Ⅵ型	莫基奥综合征
植入	种植
痔环切术	怀特黑德手术
主动脉冠状动脉搭桥术	主动脉冠状动脉旁路移植术

续 表

不规范名词	规范名词
主动脉冠状动脉大隐静脉搭桥术	主动脉冠状动脉大隐静脉旁路移植术
主动脉冠状动脉动脉管道搭桥术	主动脉冠状动脉动脉管道旁路移植术
主动脉冠状动脉腹壁下动脉搭桥术	主动脉冠状动脉腹壁下动脉旁路移植术
主动脉冠状动脉桡动脉搭桥术	主动脉冠状动脉桡动脉旁路移植术
主动脉冠状动脉胃网膜动脉搭桥术	主动脉冠状动脉胃网膜动脉旁路移植术
主动脉冠状动脉胸廓内动脉搭桥术	主动脉冠状动脉胸廓内动脉旁路移植术

（六）口腔医学

不规范名词	规范名词
斑釉牙	氟牙症
比色	造牙色
比色板	造牙色板
迟牙，智牙	第三磨牙
催唾液剂	催涎剂
地图舌	游走性舌炎
多生牙	额外牙
恶性造釉细胞瘤	恶性成釉细胞瘤
分叉舌	二裂舌
奋森龈炎，文森龈炎	急性坏死性溃疡性龈炎

续 表

不规范名词	规范名词
福代斯病	异位皮脂腺
干燥综合征	舍格伦综合征
根尖囊肿	根尖周囊肿
骨外造釉细胞瘤	骨外成釉细胞瘤
郝秦生牙	哈钦森牙
坏死性唾液腺化生	坏死性涎腺化生
混合瘤	多形性腺瘤
基底细胞型造釉细胞瘤	基底细胞型成釉细胞瘤
棘皮瘤型造釉细胞瘤	棘皮瘤型成釉细胞瘤
结舌，舌固连	舌系带过短
坎珀线	鼻翼耳屏线
颗粒细胞型造釉细胞瘤	颗粒细胞型成釉细胞瘤
雷丘斯线	釉质生长线
猛性龋	猖獗龋
磨牙旁多生牙	磨牙旁额外牙
囊性造釉细胞瘤	囊性成釉细胞瘤
欧文线	牙本质生长线
乳头状唾液腺瘤	乳头状涎腺瘤
上颌横行骨折	勒福Ⅲ型骨折
上颌水平骨折	勒福Ⅰ型骨折
上颌锥形骨折	勒福Ⅱ型骨折
双尖牙	前磨牙
唾液管	涎管

续 表

不规范名词	规范名词
唾液管狭窄	涎管狭窄
唾液管炎	涎管炎
唾液腺导管闭锁	涎腺导管闭锁
唾液腺导管扩张	涎腺导管扩张
唾液腺化生	涎腺化生
唾液腺瘘	涎腺瘘
唾液腺融合	涎腺融合
唾液腺下颌骨舌侧陷入	涎腺下颌骨舌侧陷入
唾液腺炎	涎腺炎
唾液腺增生	涎腺增生
先天性唾液腺缺失	先天性涎腺缺失
腺淋巴瘤	淋巴瘤乳头状囊腺瘤
休止龋	静止龋
牙间乳头	龈乳头
牙医学	口腔医学
牙周韧带	牙周膜
异位性唾液腺缺失	异位涎腺缺失
釉髓	[成釉器] 星网状层
造釉器	成釉器
造釉细胞	成釉细胞
造釉细胞癌	成釉细胞癌
造釉细胞瘤	成釉细胞瘤
造釉细胞纤维瘤	成釉细胞纤维瘤

续 表

不规范名词	规范名词
造釉细胞牙瘤	成釉细胞牙瘤
黏膜骨膜瓣	全厚瓣
正中多生牙	正中额外牙
中毒性口炎	接触性毒性口炎
终末导管腺癌	多形性低度恶性腺癌

（七）眼科学

不规范名词	规范名词
凹透镜	凹球镜片
板层白内障	结核性白内障
被交感眼	交感眼
变态反应性结膜炎	变应性结膜炎
表层巩膜炎	巩膜外层炎
玻璃体出血	玻璃体积血
玻璃体动脉残留	永存玻璃体动脉
彻照法	透照法
出血性青光眼	新生血管性青光眼
窗样缺损	透视荧光
春季卡他性结膜炎	春季结膜炎
刺激眼	激发眼
大泡性角膜炎	大疱性角膜病变
大视	视物显大症
带状角膜营养不良	角膜带状变性

续 表

不规范名词	规范名词
单疱病毒性角膜炎	单纯疱疹性角膜炎
低眼压性青光眼	正常眼压性青光眼
调节广度	调节幅度
调节性近视	假性近视
动脉硬化性视网膜炎	动脉硬化性视网膜病变
多视	视物显多症
恶性青光眼	睫状环阻塞青光眼
恶性突眼症	内分泌性眼球突出
放射性白内障	辐射性白内障
飞蝇幻觉	飞蚊症
分开困难	拥挤现象
缝间白内障	缝性白内障
辐辏	集合
干眼病	眼干燥症
高坪型虹膜	高褶型虹膜
高荧光	强荧光
巩膜化角膜	硬化性角膜
巩膜扩散	巩膜膨隆
共转性内斜	共同性内斜
共转性外斜	共同性外斜
共转性斜视	共同性斜视
光投射	光定位
虹膜红变症	虹膜红变
虹膜恢复器	虹膜复位器

续 表

不规范名词	规范名词
虹膜嵌入角膜术	虹膜嵌顿术
虹膜异色	虹膜异色症
获得性近视	后天近视
获得性盲	后天性盲
睑裂黄斑	睑裂斑
睑下垂，眼睑下垂	上睑下垂
交叉眼柱镜	交叉柱镜
角膜后沉淀物	角膜后沉着物
角膜磨镶术	角膜磨削术
角膜墨汁术	角膜染色术
角膜散光计	角膜曲率计
角膜云翳	角膜薄翳
睫状体剥离术	睫状体分离术
睫状体冷冻术	睫状体冷凝术
进行性近视	变性近视
晶体后纤维增生症	早产儿视网膜病变综合征
晶体脱臼	晶状体脱位
晶体诱发性色素膜炎	晶状体性葡萄膜炎
巨角膜	大角膜
巨眼	大眼球
绝对性青光眼	绝对期青光眼
孔源性视网膜脱离	原发性视网膜脱离
眶内容剜出术	眶内容摘除术
泪囊鼻腔造口术	泪囊鼻腔吻合术

续 表

不规范名词	规范名词
泪腺脱位	泪腺脱垂
泪溢	溢泪
裂隙灯	裂隙灯显微镜
绿脓杆菌性角膜溃疡	铜绿假单胞菌性角膜溃疡
卵黄样黄斑变性	卵黄状黄斑变性
麦粒肿	睑腺炎
脉络膜下逐出性出血	脉络膜下暴发性出血
慢性单纯性青光眼	原发性开角型青光眼
慢性匍行性角膜溃疡	蚕食性角膜溃疡
囊膜性青光眼	剥脱综合征
年龄相关性白内障	老年性白内障
年龄相关性黄斑变性	老年性黄斑变性
牛痘苗性角膜炎	牛痘性角膜炎
前房出血	前房积血
前房积脓性角膜溃疡	匍行性角膜溃疡
青光眼睫状体炎危象	青光眼睫状体炎综合征
球面透镜	球镜片
球内异物	眼内异物
球内异物定位法	眼内异物定位
全视网膜光凝术	广泛视网膜光凝术
全眼球脓炎	全眼球炎
缺血性视［神经］乳头变病	前部缺血性视神经病变
人造瞳孔	人工瞳孔
妊娠毒血症性视网膜病变	妊娠期高血压疾病视网膜病变

续 表

不规范名词	规范名词
肉样血管翳	厚血管翳
软性白内障	皮质性白内障
三棱镜	棱镜片
色素膜炎	葡萄膜炎
闪光幻觉	闪光感
闪辉性玻璃体液化	眼胆固醇沉着症
深径觉	深度觉
生理盲点暴露	生理盲点外露
湿疹性血管翳	泡性血管翳
实质性角膜炎	基质性角膜炎
视［神经］乳头病变	视［神经］盘病变
视［神经］乳头视网膜病变	视［神经］盘视网膜病变
视［神经］乳头水肿	视［神经］盘水肿
视［神经］乳头血管炎	视［神经］盘血管炎
视觉诱发反应	视觉诱发电位
视网膜剥离	视网膜脱离
视网膜动脉血压计	视网膜血压计
视网膜黑变病	视网膜痣样色素沉着
视网膜检影法	检影
视网膜镜	检影镜
视网膜裂洞	视网膜裂孔
视网膜神经胶质瘤	视网膜母细胞瘤
视网膜造孔术	视网膜切开术
视像不等	影像不等

续　表

不规范名词	规范名词
视旋转性眼球震颤	视动性眼球震颤
手足搐搦性白内障	低血钙性白内障
授体角膜	供体角膜
双光视网膜电图	双闪光视网膜电图
太田痣	眼颧部褐蓝痣
糖尿病性视网膜炎	糖尿病视网膜病变
条带检影镜	带状光检影镜
瞳孔残膜	永存瞳孔膜
凸透镜	凸球镜片
兔眼性角膜炎	暴露性角膜炎
伪膜性结膜炎	假膜性结膜炎
先天性视网膜镰状脱离	先天性视网膜皱襞
显斜	斜视
霰粒肿	睑板腺囊肿
小孔片	针孔片
小视	视物显小症
形觉丧失性弱视	形觉剥夺性弱视
羞明	畏光
眼底镜	检眼镜
眼肌瘫痪	眼肌麻痹
眼睑热性疱疹	眼睑热病性疱疹
眼内部检查法	内眼检查
眼内容剜出术	眼内容摘除术
眼内容炎	眼内炎

续 表

不规范名词	规范名词
眼内压	眼压
眼球穿通伤	眼球穿孔伤
眼球囊炎	眼球筋膜炎
眼球铁锈症	眼铁质沉着症
眼球陷没	眼球内陷
眼球摘出术	眼球摘除术
眼型偏头痛	眼性偏头痛
眼整形术	眼成形术
隐斜视	隐斜
隐形眼镜	接触镜
荧光受阻	荧光遮蔽
荧光眼底血管造影术	荧光素眼底血管造影
永存性初发玻璃体增生症	永存原始玻璃体增生症
圆柱镜	柱镜片
增殖型糖尿病性视网膜病变	增生型糖尿病视网膜病变
增殖性玻璃体视网膜病变	增生性玻璃体视网膜病变
诈盲	伪盲
窄角型青光眼	闭角型青光眼
指数	数指
指压法	指触眼压测量
中心反射	中央凹反射
中心性视网膜炎	中心性浆液性脉络膜视网膜病变
中央视力	中心视力
重睫	双行睫

续　表

不规范名词	规范名词
周边葡萄膜炎	中间葡萄膜炎
周转斜视	旋转斜视
自发荧光	自身荧光

说明：

（1）本资料的绝大多数条目系统摘自全国自然科学名词审定委员会公布、科学出版社出版的《医学名词》（一）~（六）分册，《生理学名词》《生物化学名词》《人体解剖学名词》《细胞生物学名词》《组织学名词、胚胎学名词》；少数条目摘自“编辑手记”如恶液质→恶病质，脉压差→脉压，等。其中，非专业名词及医学名词中的常见错别字均不在此表中。

（2）本表所列“不规范名词”包括两种情况，即上述《名词》中的“又称”及“曾用名”。《名词》的各分册“编排说明”中都有一条说明：曾使用的主要异名列在注释栏内，其中“又称”为不推荐使用名，“曾用名”为不再使用的旧名。笔者认为，既然曾用名不再使用，列为“不规范”名正言顺，而权威书籍对“又称”不推荐使用，也应属于“不规范”的范围。“规范名词”为各《名词》分册使用的名称。

（3）本资料分为“综合学科”及若干分科，这不意味学科的重要与否，主要是考虑：①一些学科名词专用性强，分别排列可避免混淆；②部分学科的名词量大，分别排列有利于查询。

（4）本资料对上述工具书不同分册规范不统一的若干名词，按副科服从主科的原则，做了统一认定。例如，涎腺与唾液腺，《医学名词（二）口腔医学》审定“涎腺”为规范，“唾液腺”为别名；《组织学名词》则作相反审定。本资料认定“涎腺”为规范，与此相悖的条目则不列出，余类推。

（5）本资料以“不规范名词”首字汉语拼音为序，便于查询。

（6）本表需规范的名词太多，有些名词的用法也存在分歧，短期内不易统一，仅供研究参考。

附录4 常用规范医学名词

不规范名词	规范名词
阿狄森病	艾迪生病
爱滋病	艾滋病
巴彬斯基	巴宾斯基
白塞综合征	贝赫切特综合征
白色梗死	贫血性梗死
斑釉牙	氟牙症
包虫病	棘球蚴病
胞浆	胞质
暴耳	突发性耳聋
暴发性肝炎，急性肝坏死，急性黄色肝萎缩	急性重型肝炎
鼻堵	鼻塞
鼻衄	鼻出血
鼻中隔弯曲	鼻中隔偏曲
冰冻切片	冷冻切片
布比卡因	丁哌卡因
糙面内质网	粗面内质网
尘肺	肺尘埃沉着病
陈-施二氏呼吸	潮式呼吸
成人呼吸窘迫综合征	急性呼吸窘迫综合征
成熟分裂	减数分裂
出胞作用	胞吐作用

续 表

不规范名词	规范名词
初缢痕	主缢痕
垂体后叶	神经垂体
垂体前叶	腺垂体
次缢痕	副缢痕
搭桥术	旁路移植术
胆囊收缩素	缩胆囊素
低血氧症	低氧血症
地卡因，的卡因	丁卡因
地图舌	游走性舌炎
多聚酶链反应	聚合酶链反应
多器官功能衰竭，多系统器官功能衰竭，多器官功能障碍，多脏器功能衰竭	多器官功能障碍综合征
恶性网状细胞增多症	恶性组织细胞增多症
恶液质	恶病质
法乐三［四、五］联症	法洛三［四、五］联症
返流	反流
非典型分枝杆菌	非结核分枝杆菌
非何杰金病	非霍奇金淋巴瘤
肺梗塞	肺梗死
肺囊虫，肺孢子虫，卡氏囊虫，卡氏孢子虫	肺孢子菌
蜂窝组织	疏松结缔组织
付鼻窦，副鼻窦，鼻旁窦	鼻窦

续 表

不规范名词	规范名词
钙拮抗剂，钙离子拮抗剂，钙通道拮抗剂，钙离子通道拮抗剂	钙离子通道阻断剂
干眼病	眼干燥症
肝硬变	肝硬化
高雪病	戈谢病
高血压病	原发性高血压
膈呼吸	腹式呼吸
更年期综合征	围绝经期综合征
弓形体病	弓形虫病
弓形体	弓形虫
宫颈上皮不典型增生	宫颈上皮内瘤变
佝偻病	维生素 D 缺乏症
骨盆出口	骨盆下口
骨盆入口	骨盆上口
光面内质网	滑面内质网
广角型青光眼	开角型青光眼
鬼臼乙叉甙，足叶乙甙	依托泊苷
郝秦生牙	哈钦森牙
何杰金病	霍奇金淋巴瘤
核蛋白体	核糖体
核黄疸	胆红素脑病
亨利袢，肾单位袢	髓袢
红色梗死	出血性梗死

续 表

不规范名词	规范名词
红细胞压积	血细胞比容
化学性阉割	化学性睾丸切除
坏血病	维生素 C 缺乏症
机理	机制
机能	功能
肌浆	肌质
脊髓灰白质炎	脊髓灰质炎
减压神经，主动脉神经	降压神经
胶原性疾病，胶原血管病	结缔组织病
节段性肠炎	克罗恩病
巨细胞包涵体	巨细胞病毒
抗菌素	抗生素
抗痨治疗	抗结核治疗
抗血友病因子	凝血因子Ⅷ
咳血	咯血
克隆病	克罗恩［Crohn］病
枯草热，季节性变应性皮炎	花粉症
枯否细胞	库普弗［Kupffer］细胞
郎罕氏细胞	朗格汉斯［Langerhans］细胞
冷心脏麻痹法	冷心脏停搏
淋巴滤泡	淋巴小结
咯痰	咳痰
马凡综合征	马方综合征
麦粒肿	睑腺炎

续 表

不规范名词	规范名词
脉压差，脉搏压	脉压
美蓝	亚甲蓝
美尼尔病	梅尼埃病
猛性牙	猖獗牙
弥漫性血管内凝血	弥散性血管内凝血
泌酸细胞	壁细胞
囊虫病	猪囊尾蚴病
脑梗塞	脑梗死
内窥镜	内镜
内淋巴水肿	膜迷路积水
逆转录病毒	反转录病毒
逆转录酶	反转录酶
皮质类固醇	皮质激素
剖腹产	剖宫产
桥脑	脑桥
任氏液	林格液
妊娠高血压综合征［妊高征］	妊娠期高血压疾病
日本乙型脑炎	流行性乙型脑炎
入胞作用	胞吞作用
色谱法	层析法
少突胶质细胞	少突胶质
神经官能症	神经症
肾梗塞	肾梗死
声哑	声嘶

续　表

不规范名词	规范名词
失音	失声
石棉肺	石棉沉着病
食道	食管
视乳头	视盘
视细胞	感光细胞
嗜中性白细胞，中性白细胞，嗜中性粒细胞，多形核白细胞，多形核粒细胞	中性粒细胞
受体拮抗剂	受体阻断［或阻滞］剂
曙红	伊红
双尖牙	前磨牙
水痘病毒，带状疱疹病毒	水痘-带状疱疹病毒
睡眠病	非洲锥虫病
死腔	无效腔［仅指生理性无效腔］
体位性低血压	直立性低血压
同功酶	同工酶
同卵双生	单卵双胎
放射性同位素	放射性核素
兔眼性角膜炎	暴露性角膜炎
蛙皮素	铃蟾肽
外阴白斑	外阴白色病变
网状内皮系统	单核-吞噬细胞系统
围产期	围生期
伪膜	假膜

续 表

不规范名词	规范名词
伪膜性结膜炎	假膜性结膜炎
胃泌素	促胃液素
Wilson 病	肝豆状核变性
矽肺	硅沉着病
细菌性心内膜炎	感染性心内膜炎
霰粒肿	睑板腺囊肿
心肌梗塞	心肌梗死
心钠素，心房肽	心房钠尿肽
心输出量	心排出量
新生儿呼吸窘迫综合征	新生儿肺透明膜病
新生儿硬肿症	新生儿寒冷损伤综合征
胸廓出口	胸廓下口
胸廓入口	胸廓上口
胸水	胸腔积液
休止龋	静止龋
羞明	畏光
悬雍垂	腭垂
雪旺细胞，许旺细胞	施万细胞［神经膜细胞］
血管加压素，抗利尿激素	血管升压素
血清素	5-羟色胺
血色素	血红蛋白
血液动力学	血流动力学
眼睑下垂，睑下垂	上睑下垂
药瘾	药物依赖

续　表

不规范名词	规范名词
胰酶素	胆囊收缩素
异卵双生	二卵双胎
晕机	空晕病
甾醇	固醇
甾类激素	类固醇激素
早搏，过早搏动	期前收缩
窄角型青光眼	闭角型青光眼
植物神经	自主神经
智齿	第三磨牙
止酸	抑酸
浊肿	细胞肿胀
组织细胞增生症 X	朗格汉斯细胞组织细胞增生症

注：本表的“不规范名词”均摘自“编辑手记”，均是常见的医学名词。“规范名词”参考自《医学名词》及权威性发布抑或已有共识的名词。

附录5 常见医学非专业名词

非专业	专业	非专业	专业
安瓶	安瓿	胡言乱语	语言错乱
扮鬼脸	表情怪异	怀孕	妊娠
鼻梁	鼻背	假牙	义齿
憋尿	充盈膀胱	假眼	义眼
擦破	擦伤	脚后跟	足跟部
吃饭	进餐	脚面	足背
打盹	瞌睡	脚心，脚掌	足底
打嗝	呃逆	脚	足*
大便失禁	便失禁	解大便	排便
大腿	股	解小便	排尿
大循环	体循环	金黄地鼠	中国仓鼠
导电胶，导电糊	耦合剂	脸	面［或颜面］
导电剂，接触剂		孪生	双胎
耳朵	耳	没神	失神
发烧	发热	牛皮癣	银屑病
方头	方颅	怕光	畏光
疯牛病	牛海绵状脑病	怕冷，发冷	畏寒
浮肿	水肿	排尽尿	排空膀胱
高烧	高热	容易生气，易怒	易激惹
宫外孕	异位妊娠	嗓子疼	咽痛
过敏原	变应原	烧心	胃灼热
荷兰猪	豚鼠	生小孩	分娩

续　表

非专业	专业	非专业	专业
手心	手掌	止咳	镇咳
鼠蹊部	腹股沟	止痛	镇痛
双胞胎	双胎	止吐	镇吐
睡不着	不能入睡	指肚	指腹
睡得香	睡眠深	中风	卒中
头疼	头痛	着凉	受寒
吐痰	咳痰	鸭步	摇摆步态
吐血	咯血	针眼	睑腺炎
兔唇，豁嘴	唇裂［或唇腭裂］	狐臭	腋臭症
		匙状甲	反甲
兔眼	眼睑闭合不全	耳垢（耳屎）	耵聍
退烧	退热	门齿	切牙［包括中切牙、侧切牙，主要指中切牙］
胃纳	食欲		
洗热水澡	热水沐浴		
洗澡	沐浴	抽风	抽搐
小便失禁	尿失禁	拉肚子	腹泻
小心眼	心胸狭窄	鼓槌指［趾］	杵状指［趾］
小循环	肺循环	红眼病	传染性结膜炎
心跳过快	心动过速	无精打采	精神不振
行走不稳	步态不稳	尿床	遗尿
休息，安静	静息	肚子疼	腹痛
眼花	视物模糊	金鱼眼	眼球突出
眼睛	眼	眼珠	眼球
丈夫，妻子	配偶	流鼻涕	鼻溢液

续 表

非专业	专业	非专业	专业
耳壳	耳郭	膝盖	膝关节
打呼噜	打鼾	老茧	胼胝
肌卫	肌紧张	鸡胸	胸壁前凸畸形
膝盖骨	髌骨	鸡步	跨阈步态
胳膊	臂［上臂、前臂］	马牙	上皮珠
		针眼［麦粒肿］	睑腺炎
脖子	颈	剪刀样步态	痉挛性截瘫步态
半身不遂	偏瘫		
粉刺，青春痘	痤疮	睡眠病	非洲锥虫病
笑气	氧化亚氮	谢顶	雄激源性脱发
马蹄足	足内翻		

注：本附录全部摘自“编辑手记”。* 大脑脚、小脑上脚、中脚、下脚不作“足”。

附录6 常见无统一规定但使用应统一的医学名词[①]

无统一规定名词	常用名词[②]
白三烯、白细胞三烯	白三烯
白色念珠菌、假丝酵母菌	白色念珠菌
白细胞介素、白介素	白介素
本周蛋白、凝溶蛋白、B-J蛋白	本周蛋白
肠袢、肠襻	肠袢
促红细胞生成素、红细胞生成素	促红细胞生成素
大肠杆菌、大肠埃希菌	大肠埃希菌
电惊厥、电痉挛、电抽搐、电休克	电休克
肺毛细血管楔压、肺毛细血管嵌顿压	肺毛细血管楔压
肺炎军团病菌、军团菌、嗜肺军团菌、军团病菌、军团杆菌、嗜肺军团杆菌	肺炎军团病菌
肺炎球菌、肺炎双球菌、肺炎链球菌	肺炎球菌
机会性感染、机遇性感染	机会性感染
己烯雌酚、乙底酚	己烯雌酚
聚合酶链反应、多聚酶链反应	聚合酶链反应
克雷伯菌、克雷白菌、克雷伯杆菌、克雷白杆菌	克雷伯菌
淋球菌、淋菌、淋病双球菌、淋病奈瑟菌、淋病奈氏菌	淋球菌
流感嗜血杆菌、流感杆菌、嗜血流感杆菌	流感嗜血杆菌
磨玻璃、毛玻璃	磨玻璃
难辨梭菌、难辨芽胞杆菌、难辨梭状芽胞杆菌	难辨梭菌

续 表

无统一规定名词	常用名词[2]
脑膜炎球菌、脑膜炎双球菌、脑膜炎奈瑟菌	脑膜炎球菌
皮质激素、皮质类固醇、类固醇激素、皮质类固醇激素	皮质激素
潜血、隐血	潜血
乳头状瘤病毒、乳头瘤病毒	乳头状瘤病毒
首过效应、首过消除、首关效应	首关效应
受体激动剂、受体兴奋剂	受体激动剂
受体阻断剂、受体阻滞剂、受体抑制剂	受体阻滞剂[3]
糖原贮积症、糖原累积症	糖原贮积症
铜绿假单胞菌、绿脓杆菌	铜绿假单胞菌
心脏骤停、心跳骤停、心搏骤停、心跳停止、心搏停止	心脏骤停
亚胺培南、亚安配能、亚胺培能	亚胺培南
重症急性呼吸综合征、严重急性呼吸综合征	严重急性呼吸综合征
转换酶、转化酶	转换酶
淤点［斑］、瘀点［斑］	西医用“淤” 中医用“瘀”
偷血、窃血	窃血[4]
脊柱侧凸、脊柱侧弯	脊柱侧弯[5]

注：①不同书稿使用不求统一，但同一书籍使用需一致；②“常用名词”指下列各种情况：认可度及使用频率均较高、有工具书为凭、比较接近英文原述文字的名词；③“阻断”是“阻滞”的升级版，用“阻滞”比较慎重，可能也较接近实际；④“偷”较直白，“窃”较含蓄，《英汉医学辞典》（上海科技出版社，2002）也用“窃血”；⑤“脊柱侧凸”表述不甚准确，侧向只有弯或直，没有凸或凹。

附录7　常用药物现（新）异（旧）名称

异名	现名	异名	现名
ACTH	促皮质素	艾洛松	莫米松
HCG	绒促性素	艾去适	雌莫司汀
HMG	尿促性素	爱宝疗	聚甲酚磺醛
阿贝他	苯扎贝特	爱倍	硝酸异山梨酯
阿尔	阿托代他汀钙	爱必妥	西妥昔单抗
阿尔马尔	阿罗洛尔	爱可松	罗库溴铵
阿尔治	玻璃酸钠	爱乐维	复合维生素
阿法迪	阿法骨化醇	爱丽	玻璃酸钠
阿法根	溴莫尼定	爱络	艾司洛尔
阿拉明	间羟胺	爱宁达	吡美莫司
阿米迪	妥洛特罗	爱全乐	异丙托溴铵
阿米福汀	氨磷汀	爱若华	来氟米特
阿诺新	依西美坦	爱赛平	氮䓬斯汀
阿瑞	哌库溴铵	爱通立	阿替普酶
阿赛松	曲安西龙	爱西特	药用炭片
阿斯美	复方甲氧那明	安宝	利托君
阿托莫兰	谷胱甘肽	安博诺	厄贝沙坦/氢氯噻嗪
埃美丁	依美斯汀		
艾畅	小儿伪麻美沙芬	安博维	厄贝沙坦
艾达生	表柔比星	安达美	多种微量元素注射液
艾迪福	美沙拉嗪		
艾迪莎	美沙拉嗪	安定	地西泮
艾氟龙	氟米龙	安宫黄体酮	甲羟孕酮
艾恒	奥沙利铂	安康信	依托考昔
艾可拓	吡格列酮	安可表	扎鲁司特
艾力达	伐地那非	安理申	多奈哌齐

异名	现名	异名	现名
安络血	卡巴克洛	保法止	非那雄胺
安拿芬尼	氯米帕明	保列治	那非雄胺
安素	肠内营养剂（TP）	保妥适	A 型肉毒毒素
安坦	苯海索	贝复济	重组牛碱性成纤维细胞生长因子
安特尔	十一酸睾酮	贝复舒	重组牛碱性成纤维细胞生长因子（溶合蛋白）
安特诺新	卡巴克洛	贝莱	氨溴索
安体舒通	螺内酯	贝特舒	倍他洛尔
安卓	磺达肝癸	倍博特	缬沙坦氨氯地平
傲坦	奥美沙坦酯	倍诺嘉	奥布卡因
奥克	奥米拉唑	倍他乐克	美托洛尔
奥克斯都保	福莫特罗	本悦	烟酸
奥施康定	羟考酮	比亚芬	三乙醇胺
澳能	卤米松	必存	依达拉奉
百多邦	莫匹罗星	必伏	联苯苄唑
百力特	泼尼松龙	必兰	阿替卡因肾上腺素
百泌达	艾塞那肽	必洛斯	坎地沙坦
百普力	肠内营养混悬液	必嗽平	溴己新
百赛诺	双环醇	表飞鸣	乳酶生
百士欣	乌苯美司	丙酸睾丸素	丙酸睾酮
百优解	氟西汀	丙酸睾丸酮	丙酸睾酮
柏西	西甲硅油	波贝	卡铂
拜阿司匹灵	阿司匹林	波利特	雷贝拉唑
拜复乐	莫西沙星	波依定	非洛地平
拜科奇	重组人凝血因子Ⅷ	伯克纳	倍氯米松
拜瑞妥	利伐沙班	伯乐定	卡铂
拜唐平	阿卡波糖	博利康尼	特布他林
拜新同	硝苯地平		
斑赛	过氧苯甲酰		
胞二磷胆碱	胞磷胆碱		

异名	现名	异名	现名
博路定	思替卡韦	黛力新	氟哌噻吨美利曲辛
博苏	比索洛尔	得宝松	复方倍他米松
补佳乐	戊酸雌二醇	得必泰	复方铝酸铋
布特	氟芬那酸丁酯	得理多	卡马西平
叉颠宁	卡马西平	得每通	胰酶
臣功再欣	复方锌布颗粒	得普利麻	丙泊酚
喘息定	异丙肾上腺素	得舒特	匹维溴铵
磁显普胺	钆喷酸葡胺	德巴金	丙戊酸钠
醋酸氯己定溶液	氯己定	德诺	枸橼酸铋钾
催产素	缩宫素	迪可罗	氧氟沙星
达必佳	曲普瑞林	迪善	阿托品
达菲	奥司他韦	蒂清	替莫唑胺
达菲林	曲普瑞林	典比乐	碘帕醇
达霏欣	米诺地尔	典必殊	妥布霉素/地塞米松
达芙通	屈地孕酮	迭力	加巴喷丁
达芙文	阿达帕米	丁克	特比萘芬
达吉	复方消化酶	定君生	乳杆菌活菌
达克普隆	兰索拉唑	东菱迪芙	巴曲酶
达力士	卡泊三醇	东维力	左卡尼汀
达力新	头孢呋辛	冬眠灵	氯丙嗪
达美康	格列齐特	杜丁胺	多巴酚丁胺
达爽	咪达普利	杜冷丁	哌替啶
达维邦	环丙沙星	杜秘克（杜密克）	乳果糖
达喜	铝碳酸镁	度冷丁	哌替啶
达英-35	炔雌醇环丙孕酮	多贝斯	羟苯磺酸钙
大扶康	氟康唑	多达	氨氯地平阿托伐他汀钙
大仑丁	苯妥英钠		
大苏打	硫代硫酸钠	多吉美	索拉非尼
代文	缬沙坦	多帕菲	多西他赛

异名	现名	异名	现名
多瑞克	芬太尼	福尔马林	甲醛
恩度	重组人血管内皮抑制素	福松	聚乙二醇-4000
		福至尔	氟他胺
恩理思	地氯雷地定	辅舒良	氟地卡松
法安明	达肝素钠	辅舒酮	氟替卡松
法布莱士	人纤维蛋白原	复达欣	头孢他啶
法地兰	氯米芬	富露丝	乙酰半胱氨酸
法乐通	托瑞米芬	腹安酸	呋塞米
法禄达	甲羟孕酮	伽玛	重组人干扰素 γ
法玛新	表柔比星	钙尔奇 D	碳酸钙
法斯通	酮洛芬	盖笛欣	碳酸钙
反应停	沙利度胺	盖钙宁	依降钙素
泛福舒	细菌溶解产物	盖诺	长春瑞滨
泛捷复	头孢拉啶	盖三醇	骨化三醇
方烯	阿维 A	甘乐能	重组人干扰素 α-2b
非格司亭	重组人粒细胞刺激因子	高舒达	法莫替丁
		高特灵	特拉唑嗪
非那根	异丙嗪	格华止	二甲双胍
芬必得	布洛芬	格拉诺赛特	来格司亭
芬吗通	雌二醇/地屈孕酮	格利福斯	甘油磷酸钠
纷乐	羟氯喹	格列卫	伊马替尼
酚红	酚磺酞	更宝芬	普罗雌烯
呋麻滴鼻液	呋喃西林麻黄碱	管通	米多君
弗隆	来曲唑	鬼臼噻吩苷	替尼泊苷
伏乐新	头孢呋辛酯	鬼臼乙叉苷	依托泊苷
芙瑞	来曲唑	哈乐	坦洛新
扶他林	双氯芬酸钠	海捷亚	氯沙坦钾/氢氯噻嗪
氟美童	氟米龙		
福达华	氟达拉滨	海伦	左氧氟沙星

异名	现名	异名	现名
海莫莱士	人凝血因子Ⅷ	甲强龙	甲泼尼龙
海群生	乙酰嗪	甲氰咪胍	西咪替丁
合贝爽	地尔硫䓬	健择	吉西他滨
和乐生	异环磷酰胺	洁霉素	林可霉素
和美新	托泊替康	洁维尔	磷酸铝
和爽	复方聚乙二醇电解质	解痉灵	丁溴东莨菪碱
		金络	卡维地洛
贺普丁	拉美夫定	金纳多	银杏叶提取物
贺维力	阿德福韦	劲朗	辣椒碱软膏
赫赛汀	曲妥珠单抗	巨和粒	重组人白介素-11
衡力	A型肉毒素	卡巴咪嗪	卡马西平
华迪	硫糖铝	卡搏平	阿卡波糖
华芬	愈美颗粒	卡络磺钠	卡巴克洛
环利	环吡酮胺	卡米可林	卡巴胆碱
黄连素	小檗碱	卡文	脂肪乳氨基酸（17）葡萄糖（11%）
惠尔血	重组人粒细胞刺激因子		
惠菲宁	美敏伪麻	卡孕	卡前列甲酯
惠加强	吉法酯	开博通	卡托普利
活宁	异氟烷	开浦兰	左乙拉西坦
吉赛欣	重组人粒细胞刺激因子	开普拓，艾力	伊立替康
		开瑞坦	氯雷他定
吉舒	布地奈德	开思亭	依巴斯汀
即复宁	兔抗人胸腺细胞免疫球蛋白	开同	复方α-酮酸
		凯尔	尼麦角林
济脉欣	重组人促红素	凯纷	氟比洛芬酯
加斯清	莫沙必利	凯妮汀	克霉唑
佳尔钠	甲硝唑	凯时	前列地尔
嘉疗妥	多磺酸黏多糖	凯思立-D	碳酸钙

异名	现名	异名	现名
凯他敏	氯胺酮	快力	莫沙必利
康瑞保	复方肝素钠尿囊素	拉司太特	依托泊苷
康士得	比卡鲁胺	来得时	甘精胰岛素
康舒宁	人凝血酶原复合物	来士普	艾司西酞普兰
康斯平	人凝血因子Ⅷ	来适可	氟代他汀钠
康忻	比索洛尔	兰美抒	特比萘芬
抗虫灵	噻嘧啶	乐凡命	复方氨基酸注射液（18AA-Ⅱ）
珂丹	恩他卡朋		
科赛斯	卡泊苏净	乐疾宁	巯嘌呤
科素亚	氯沙坦钾	乐沙定	奥沙利铂
咳必清	喷托维林	乐松	洛索洛芬
可宝净	氯喹那多/普罗雌烯	乐托乐	口服乳杆菌 LB 散
		乐为	他扎罗汀
可必特	复方异丙托溴铵	乐友	帕罗西汀
可达龙	胺碘酮	雷米封	异烟肼
可定	瑞舒伐他汀	雷诺考特	布地奈德
可多华	多沙唑嗪	雷斯替	左甲状腺素
可拉明	尼可刹米	类克	英夫利西单抗
可乐必妥	左氧氟沙星	力奥来素	巴氯酚
可乐静	氯丙嗪	力百汀	阿莫西林/克拉维酸钾
可耐	膦甲酸钠		
可怡	依西美坦	力保肪宁	中-长链脂肪乳
可益能	左卡尼汀	力比泰	培美曲赛二钠
克甫定	卡托普利	力蜚能	多糖铁复合物
克力芝	洛匹那韦/利托那韦	力如太	利普唑
		力太	丙氨酰-谷氨酰胺
克林澳	桂哌齐特	力文	结构脂肪乳注射液
克赛	依诺肝素钠	力月西	米达唑仑
克廷肤	氟替卡松	立加利仙	苯溴马隆

异名	现名
立平之	非诺贝特
立普妥	阿托代他汀钙
立思丁	夫西地酸
立芷雪	血凝酶
丽科乐	更昔洛韦
丽科韦	更昔洛韦
丽珠得乐	枸橼酸铋钾
丽珠君乐	喷昔洛韦
利必通	拉莫三嗪
利福全	氯硝西泮
利复星	左氧氟沙星
利眠灵	氯氮草
利尿灵	呋塞米
利维爱	替勃龙
痢特灵	呋喃唑酮
硫氮草酮	地尔硫草
瘤可然	苯丁酸氮芥
龙胆紫	甲紫
卢美根	贝美前列素
鲁米那	苯巴比妥
鲁南力康	米力农
露达舒	氯替泼诺
氯洁霉素	克林霉素
氯林霉素	克林霉素
氯普马嗪	氯丙嗪
氯硝安定	氯硝西泮
罗盖全	骨化三醇
罗拉	劳拉西泮
罗力得	罗红霉素
罗每乐	阿莫罗芬
罗氏芬	头孢曲松钠
洛赛克	奥米拉唑
洛赛克 MUPS	奥米拉唑镁
洛汀新	贝那普利
络活喜	氨氯地平
络新平	多沙唑嗪
妈富隆	去氧孕烯/炔雌醇
妈咪爱	枯草杆菌/肠球菌二联活菌多维颗粒
马斯平	头孢吡肟
吗力啉	多潘立酮
迈普新	胸腺素 α_1
麦安	美洛昔康
脉律定	美西律
美百乐镇	普伐他汀钠
美常安	枯草杆菌/肠球菌二联活菌
美多巴	多巴丝肼
美多丽	复方托吡卡胺
美多洛尔	美托洛尔
美多心安	美托洛尔
美红	红霉素
美卡素	替米沙坦
美开朗	卡替洛尔
美蓝	亚甲蓝
美林	布洛芬

异名	现名	异名	现名
美罗华	利妥昔单抗	沐舒坦	氨溴索
美能	复方甘草酸苷	钠催离	吲达帕胺
美平	美罗培南	耐乐品	罗哌卡因
美普清	丙卡特罗	耐信	埃索美拉唑镁
美散痛	美沙酮	萘心安	普萘洛尔
美施康定	吗啡	内舒拿	莫米松
美抒玉	曲唑酮	能全力	肠内营养混悬液（TPF）
美他新	美托洛尔		
美卓乐	甲泼尼龙	尼古丁酸	烟酸
萌尔夫	他卡西醇	柠檬酸钠	枸橼酸钠
蒙诺	福辛普利钠	诺保思泰	阿加曲班
咪多吡	司来吉兰	诺和灵 30R	预混胰岛素
弥可保	甲钴胺	诺和灵 50R	预混胰岛素
弥柠	去氨加压素	诺和灵 70/30	预混胰岛素
弥凝	去氨加压素	诺和灵 N	低精蛋白锌胰岛素
米芙	麦考酚钠	诺和灵 R	胰岛素
米西宁	米托蒽醌	诺和龙	瑞格列奈
泌特	复方阿嗪米特	诺和平	地特胰岛素
密盖息	蛙鱼降钙素	诺和锐	门冬胰岛素
眠尔通	甲丙氨酯	诺和锐 30	门冬胰岛素 30
妙纳	乙哌立松	诺雷德	戈舍瑞林
灭滴灵	甲硝唑	诺其	重组人凝血因子Ⅶa
灭吐灵	甲氧氯普胺		
皿治林	咪唑斯汀	诺唯本	长春瑞滨
敏使朗	倍他司汀	欧贝	昂丹司琼
明立欣	代昔洛韦	欧乃派克	碘海醇
明欣利迪	咪喹莫特	欧乃影	钆双胺
莫迪司	钆贝葡胺	欧思美	雷奈酸锶
莫脱利匹特	脂肪乳	欧维婷	雌三醇

异名	现名
帕夫林	白芍总苷
哌醇定	双嘧达莫
派立明	布林佐胺
派瑞松	曲安奈德益康唑
潘南金	门冬酸钾镁
潘生丁	双嘧达莫
培达	西洛他唑
培菲康	双歧杆菌/嗜酸乳杆菌/肠球菌三联活菌
佩尔	尼卡地平
匹服平	异环磷酰胺
平阳星	平阳霉素
扑尔敏	氯苯那敏
扑热息痛	对乙酰氨基酚
葡立	氨基葡萄糖
普乐可复	他克莫司
普利洛	美洛昔康
普鲁本辛	丙胺太林
普米克	布地奈德
普米克都保	布地奈德
普米克令舒	布地奈德
普南扑灵	普拉洛芬
普润	葛根素
普特彼	他克莫司
普威	尼美舒利
齐索	坦洛新
奇氟美	七氟烷
奇曼丁	曲马多
强的松	泼尼松
强痛定	布桂嗪
羟氨苄青霉素	阿莫西林
巧特欣	卡贝缩宫素
曲莱	奥卡西平
驱蛔灵	哌嗪
日夜百服宁	氨酚伪麻美芬/氨麻美敏Ⅱ
蓉生静丙	人免疫球蛋白
蓉生逸普	破伤风免疫球蛋白
溶栓酶	链激酶
瑞倍	枸橼酸铋雷尼替丁
瑞代	肠内营养乳剂［TPF-D］
瑞高	肠内营养乳剂［TP-HE］
瑞捷	瑞芬太尼
瑞力芬	萘丁美酮
瑞美隆	米氮平
瑞能	肠内营养乳剂［TPF-T］
瑞宁得	阿那曲唑
瑞素	肠内营养乳剂［TP］
瑞泰	雷米普利
瑞彤	吡格列酮

异名	现名	异名	现名
瑞易宁	格列吡嗪	舒降之	辛伐他汀
萨地酮	酮替芬	舒莱	巴利昔单抗
噻喘酮	酮替芬	舒利迭	沙美特罗替松
赛德萨	阿糖胞苷	舒普深	头孢哌酮钠/舒巴坦钠
赛可平	吗替麦考酚酯		
赛乐特	帕罗西汀	双氢克尿塞	氢氯噻嗪
赛美维	更昔洛韦	双氢氯噻嗪	氢氯噻嗪
赛增	重组人生长素	双氢氯消疾	氢氯噻嗪
赛治	甲巯咪唑	双氢麦角毒碱	二氢麦角碱
三辰	佐匹克隆	双汰芝	齐多拉米双夫定
三乐喜	茴拉西坦	双益平	石杉甲碱
色甘酸二钠	色甘酸钠	水乐维他	水溶性维生素
森福罗	普拉克索	顺尔宁	孟鲁司特
山地明	环孢素	顺氯氨铂	顺铂
山梗菜碱	洛贝林	嗽必妥，舒喘灵	沙丁胺醇
善宁，善龙	奥曲肽	思力华	噻托溴铵
善维达	伊达比星	思美泰	腺苷蛋氨酸
舍尼通	普适泰	思密达	蒙脱石
声诺维	六氟化硫	思诺思	唑吡坦
施慧达	左旋氨氯地平	思然	聚乙二酐
石炭酸	苯酚	思瑞康	喹硫平
世福素	头孢克肟	思他宁	生长抑素
适迪	西替利嗪	思特珑	十一酸睾酮
适利达	拉坦前列素	思真	重组人生长素
枢芬	巴氯酚	斯巴敏	奥替溴铵
枢瑞	托瑞米芬	斯利安	叶酸
枢星	格拉司琼	斯皮仁诺	伊曲康唑
淑润	重组人干扰素 α-2a	斯沃	利奈唑胺
舒芬尼	舒芬太尼	苏迪	依巴斯汀

异名	现名	异名	现名
苏顺	特布他林	唐力	那格列奈
苏为坦	曲伏前列素	糖适平	格列喹酮
素比伏	替比夫定	特比澳	重组人血小板生成素
速碧林	低分子肝素钙		
速力菲	琥珀酸亚铁	特罗凯	厄洛替尼
速尿	呋塞米	特耐	帕瑞昔布
速尿灵	呋塞米	特治星	哌拉西林/他唑巴坦钠
索布氨	沙丁胺醇		
索马杜林	兰瑞肽	天地欣	香菇多糖
索坦	舒尼替尼	天晴甘美	异甘草酸镁
他巴唑	甲巯咪唑	天晴甘平	甘草酸二铵
他格适	替考拉宁	天普洛安	乌司他汀
太宁	复方角菜酸酯	田可	环孢素
泰尔丝	异维 A 酸	同奥	亚叶酸钙
泰阁	替加环素	痛惊宁	卡马西平
泰勒宁	氨酚羟考酮	痛痉宁	卡马西平
泰利必妥	氧氟沙星	托百士	妥布霉素
泰能	亚胺培南/西司他丁	妥赛敏	氨甲环酸
		妥抒	来氟米特
泰诺	酚麻美敏	妥泰	托吡酯
泰诺林	对乙酰氨基酚	万艾可	西地那非
泰舒达	吡贝地尔	万珂	硼替佐米
泰素	紫杉醇	万可松	维库溴铵
泰索帝	多西他赛	万爽力	曲美他嗪
泰特	谷胱甘肽	万托林	沙丁胺醇
泰胃美	西咪替丁	万汶	羟乙基淀粉 130/0.4 氯化钠
泰欣生	尼妥珠单抗		
坦索罗辛	坦洛新	威凡	伏立康唑
碳铂	卡铂	威氏克	维生素 E 烟酸酯

异名	现名	异名	现名
威视派克	碘克沙醇	洗必泰	氯己定
为力苏	伊托必利	喜保福宁	七氟烷
唯地息	卡波姆	喜得镇	二氢麦角碱
维德思	伐昔洛韦	喜络明	风痛宁
维固力	氨基葡萄糖	喜普妙	西酞普兰
维乐福	蔗糖铁	仙特明	西替利嗪
维他利匹特	水溶性维生素［Ⅱ］	先锋美他醇	头孢美唑钠
维沃	肠内营养粉［AA］	骁悉	吗替麦考酚酯
卫萌	替尼泊苷	消心痛	硝酸异山梨酯
伟素	舒洛地特	消炎痛	吲哚美辛
伟特	索地洛尔	萧莱威	羧甲基纤维素钠
胃复安	甲氧氯普胺	硝苯吡啶	硝苯地平
文迪雅	罗格马酮	硝基安定	硝西泮
稳可信	万古霉素	小苏打	碳酸氢钠
沃丽汀	卵磷脂络合碘	笑气	氧化亚氮
无环鸟苷	阿昔洛韦	协达利	碳酸钙
戊脉安	维拉帕米	心得安	普萘洛尔
西艾克	长春地辛	心律平	普罗帕酮
西比灵	氟桂利嗪	心痛定	硝苯地平
西地兰	毛花苷丙	欣吉尔	重组人白介素-2
西乐葆	塞来昔布	欣康	单硝酸异山梨酯
西普乐	环丙沙星	欣母沛	卡前列素氨丁三醇
希尔生	二硫化硒洗剂	欣普贝生	地诺前列酮
希刻劳	头孢克洛	欣然	硝苯地平
希罗达	卡培他滨	新洁尔灭	苯扎溴铵
希美钠	甘氨双唑钠	新康泰克	伪麻黄碱/氯苯那敏
希舒美	阿奇霉素	新山的明	环孢素
息宁	卡左双多巴	新适确得	卤米松/三氯生
息疟定	乙胺嘧啶	新体卡松	阿维 A

异名	现名	异名	现名
信必可都保	布地奈德/福莫特罗	易美复	多烯磷脂酰胆碱
信欣	优格列波糖	易蒙停	洛哌丁胺
压氏达	氨氯地平	易瑞沙	吉非替尼
雅施达	培哚普利	易维适	乙酰半胱氨酸
亚莫利	格列美脲	易维特	雷洛昔芬
亚宁定	乌拉地尔	易信申	美金刚
咽泰	色甘酸钠	益比奥	重组人促红素
岩列舒	比卡鲁胺	益适纯	依折麦布
研立双	吡嘧司特钾	因特芬	重组人干扰素 α-2a
伊可欣	维生素 AD	英康利	胆维丁
伊泰达	亚砷酸	优甲乐	左甲状腺素
依姆多	单硝酸异山梨酯	优降灵	利血平
依木兰	硫唑嘌呤	优降糖	格列本脲
依文思蓝	偶氮蓝	优立新	氨苄西林钠/舒巴坦钠
怡开	胰激肽原酶		
怡诺思	文拉法辛	优泌乐	赖脯胰岛素
怡神保	甲钴铵	优泌乐 25	赖脯胰岛素 25
怡万之	厄他培南	优泌乐 50	赖脯胰岛素 50
宜利治	甲地孕酮	优泌林 N	低精蛋白锌胰岛素
宜妥利	依托咪酯	优泌林 R	胰岛素
乙酰水杨酸	阿司匹林	优思弗	熊去氧胆酸
艺玛欣	黄体酮	优思明	屈螺酮炔雌醇
异搏定	维拉帕米	优维显	碘普罗胺
异搏停	维拉帕米	尤靖安	重组人干扰素 α-2b
异丁丙酸	布洛芬	尤脱欣	鬼臼毒素
异丁洛芬	布洛芬	尤文	ω-3 鱼油脂肪乳注射液
异乐定	单硝酸异山梨酯		
抑那通	亮丙瑞林	尤卓尔	丁酸氢化可的松
易咳净	乙酰半胱氨酸	悦复隆	普罗帕酮

异名	现名	异名	现名
悦宁定	依那普利	正瑞	茴三硫
孕酮	黄体酮	止血敏	酚磺乙胺
再普乐	奥氮平	紫素	紫杉醇
珍怡，赛增，思真	重组人生长激素	足叶乙甙	依托泊苷
整肠生	地衣芽胞杆菌	左洛复	舍曲林

注：①此表主要摘录自北京协和医院编. 处方手册. 第4版. 北京：中国协和医科大学出版社，2013。少部分录自人民卫生出版社《医药卫生书稿编写手册》；②为便于读者查询，以异名拼音为序排列，所有异名均自列一条，如一种药有3个异名列3条，余类推；③表中所列只是常用药物的常见异名，药物名称及其异名都肯定收录不全。

附录8　公共汉字中的常见错别字

误	正	误	正	误	正	误	正
安**祥**	详	**恶**耗	噩	**禁**若寒蝉	噤	迁**徒**	徙
按置	安	**遏**杀	扼	精**减**	简	**晴**纶	腈
按装	安	而**己**	已	精**堪**	湛	趋之若**骛**	鹜
暗然	黯	**法**码	砝	**堪**误	勘	任人**为**贤	唯
板面	版	**蜚**然	斐	**磕**睡	瞌	**入**厕	如
邦助	帮	**斐**声	蜚	**克**苦	刻	心无旁**鹜**	骛
旁**证**博引	征	**斐**语	蜚	**刻**服	克	师**付**	傅
报**导**	道	分**岐**	歧	**腊**黄	蜡	提**练**	炼
抱**欠**	歉	分**柝**	析	**腊**纸	蜡	同等学**历**	力
俾益	裨	愤**概**	慨	**蜡**肠	腊	**尉**然	蔚
编**纂**	纂	**附**合	符	**蜡**月	腊	陷**井**	阱
编幅	篇	**格**守	恪	辣**茭**	椒	相形见**拙**	绌
辩别	辨	更**叠**	迭	**棱**形	菱	**汹**酒	酗
辩析	辨	寒**喧**	暄	**历**志	励	训**炼**	练
鳖闷	憋	好高**鹜**远	骛	**另**件	零	**膺**品	赝
布署	部	**弘**大	宏	**漫**延	蔓	**荧**火虫	萤
部局	布	恍**忽**	惚	**毛**贼	蟊	**攸**闲	悠
参**予**	与	**会**萃	荟	**冒**然	贸	**忧**乱	扰
馋言	谗	**极**力	竭	弥**蔓**	漫	**园**满	圆
尝还	偿	**即**然	既	**缪**误	谬	再接再**励**	厉
偿试	尝	**急**待	亟	**脑**怒	恼	仗义**直**言	执
陈词**烂**调	滥	急**燥**	躁	年**令**	龄	**蜇**伏	蛰
疵漏	纰	**籍**助	借	膨**涨**	胀	**震**动	振
耽心	担	**既**使	即	疲**备**	惫	重**迭**	叠
抵**销**	消	**建**全	健	**频**临	濒	姿**式**	势
颠**复**	覆	**介**释	解	气**侯**	候		
锻**练**	炼	**藉**贯	籍				

附录9 医学名词中的常见错别字

误	正	误	正
5-羟色氨	胺	标记物	志
阿曲溴胺	铵	表皮松懈	解
阿斯匹林	司	病源体	原
桉蚊	按	侧枝循环	支
氨苯喋啶	蝶	成型术	形
氨基乙酸	己	驰缓	弛
氨基已糖	己	驰豫	弛
螯合剂	螯	醋酸胺	铵
八迭体	叠	醋酸脂酶	酯
巴金森病	帕	摧化剂	催
斑（疤）痕	瘢	大环内脂	酯
斑蝥	蝥	大泡、血泡、水泡	疱
板机点	扳	胆碱脂酶	酯
板兰根	蓝	旦白质	蛋
办膜	瓣	蛋白元	原
包含体	涵	电介	解
胞子	孢	电介质	解
苯丙吡	并芘	调酯	脂
鼻翼煽动	扇	定殖	植
比喹酮	吡	东莨菪碱	莨
变应源	原	动静脉漏	瘘
辩距不良	辨	多谱勒	普

续　表

误	正	误	正
恶梦	噩	甘油三脂	酯
颚裂	腭	坩锅	埚
耳廓	郭	岗上肌	冈
二丁脂	酯	岗下肌	冈
法扎溴胺	铵	隔肌	膈
烦燥	躁	隔神经	膈
反应亭	停	沟骨	钩
返流	反	构像	象
泛影葡铵	胺	谷光甘肽	胱
纺缍体	锤	谷胱苷肽	甘
肺原性	源	骨胳	骼
分辩	辨	骨腊	蜡
分裂相（像）	象	掴窝	腘
分支杆菌	枝	过泸	滤
酚太尼	芬	海棉	绵
佛波脂	酯	汉防已甲素	己
呋噻米	塞	（核素）标志	记
氟脲嘧啶	尿	（核素）掺入	参
幅射	辐	黑朦	蒙
付霍乱	副	红瘢狼疮	斑
付伤寒	副	华枝睾吸虫	支
付神经	副	环胞素	孢
付黏病毒	副	环枢关节	寰
副（付）睾	附	环已烷	己

续 表

误	正	误	正
环枕关节	寰	磷甲酸	膦
环椎	寰	磷酸二脂酶	酯
肌原性	源	磷酯	脂
急燥	躁	硫贲妥钠	喷
记数	计	硫嘌呤	巯
甲氨喋呤	蝶	咯痰	咳
甲脂	酯	氯氨	胺
假单孢菌	胞	氯化胺	铵
交连	联	挛生	孪
胶元	原	卵磷酯	脂
绞股兰	蓝	罗库溴胺	铵
节苷酯	脂	罗音	啰
禁忌症（征）	证	螺内脂	酯
痉孪	挛	麻疯	风
巨嗜细胞	噬	毛茛	莨
聚氨脂	酯	酶元	原
喀血	咯	美维溴胺	铵
考马斯亮兰	蓝	朦胧	蒙
克丁病	汀	棉扦	签
扣诊	叩	免疫源性	原
兰斑核	蓝	末稍	梢
兰氏贾弟鞭毛虫	蓝，第	纳铬酮	洛
兰尾	阑	钠洛酮	纳
链锁	连	挠骨	桡

续 表

误	正	误	正
脑腓肽	啡	三尖杉脂碱	酯
脑苷酯	脂	搔痒	瘙
内腓肽	啡	色苷酸	甘
内热源	原	神经元纤维缠结	原
内原性	源	神经原（元）性膀胱	源
尿储留	潴	神智	志
尿瘘	漏	肾原性	源
脲素	尿	石腊	蜡
偶连	联	食指	示
哌替定	啶	适应症（征）	证
派库溴胺	铵	噬斑	蚀
泮库溴胺	铵	树鼠句	鼩
砒啶	吡	树酯	脂
[DNA] 片断	段	双磷酸盐	二膦
飘浮 [液体中]	漂	水份	分
频死	濒	丝裂源	原
岐化酶	歧	松驰	弛
羟基尿	脲	松驰素	弛
鞘磷酯	脂	台盼兰	蓝
侵润	浸	苔癣	藓
侵蚀	袭	碳化	炭
穹窿	隆	碳末	炭
琼酯	脂	糖元	原
溶源菌	原	套迭	叠

续 表

误	正	误	正
铜兰蛋白	蓝	已烯雌酚	己
图象	像	异硫兰	蓝
外原性	源	隐原性	源
维库溴胺	铵	萤光抗体	荧
萎縻	靡	萤光	荧
硝酸异戊脂	戊酯	影象	像
硝酸脂	酯	忧郁	抑
心率失常	律	予防	预
心原性	源	予后	预
溴苄胺	铵	郁滞	淤
溴酚兰	蓝	域［阀］值	阈
溴球	嗅	尿胆元	原
溴已新	己	燥动	躁
溴隐停	亭	折分	拆
血像	象	针炙	灸
寻麻疹	荨	蒸溜	馏
芽孢	胞	症侯	候
亚甲兰	蓝	酯蛋白	脂
阳萎	痿	致热源	原
乙氨嘧啶	胺	皱壁	襞
乙酸乙脂	酯	皱折	褶
已烯雌酚	己	珠网膜	蛛
已糖激酶	己	椎体束	锥
已酮可可碱	己	椎体外系	锥

续 表

误	正	误	正
椎细胞	锥	纵**膈**	隔
锥管	椎	组织**孢**浆菌	胞
锥体	椎	右旋糖**苷**	酐
自然疫**原**性疾病	源	**座**标	坐

注：本表内容均摘自笔者的“编辑手记”，可以初步判断是认识失误，此外还有大量错字，明显源于录入失误，均未列入。医学名词中，应特别注意辨别几组容易混淆的文字：①症、证、征；②氨、胺、铵；③原、源、元；④相、像、象；⑤酐、甘、苷；⑥酯、脂；⑦胞、孢；⑧兰、蓝；⑨驰、弛；⑩碳、炭；⑪隔、膈；⑫己、已。

附录 10 若干常见通用汉字

第一类	生僻字（包括方言、口语、文言文、古文字、人名、地名等共用异形字），对医学专业人员参考价值不大，略
第二类	医学名词通用异形字（《词典》标示通用但医学专业领域不认可），共 20 组，42 字

通用汉字	**《词典》通用、医学使用词例**
瘢与疤	《词典》“瘢痕”与“疤痕”通用，医学用“瘢痕”
孢与胞	《词典》“孢子”与“胞子”通用，医学用“孢子”
髌与膑	《词典》“膑骨”与“髌骨”通用，医学用“髌骨”
段与断	《词典》“片段”与“片断”通用，医学用“片段”
腭与颚	《词典》“上腭”与“上颚”、“腭垂”与“颚垂”通用，医学用上腭，腭垂
反与返	《词典》“反流”与“返流”通用，医学用“反流”
跗与趺	《词典》“跗骨”与“趺骨”通用，医学用“跗骨”
郭与廓	《词典》“耳郭”与“耳廓”通用，医学用“耳郭”
君与皲	《词典》“君裂”与“皲裂”通用，医学用“皲裂”
咯与咳	《词典》“咯血”与“咳血”通用，医学用“咯血”
麻与痳	《词典》“麻风”与“痳风”、“麻疹”与“痳疹”通用，医学用“麻风”“麻疹”
蹒与盘	《词典》“蹒跚”与“盘跚”通用，医学用“蹒跚”
胼胝与跰跜	《词典》“胼胝”（piǎn zhī）与“跰跜”通用，医学用“胼胝”
示与食	《词典》“示指”与“食指”通用，医学用“示指”

续 表

通用汉字	《词典》通用、医学使用词例
萎与委	《词典》“萎靡”与“委靡”通用，医学用“萎靡”
息与瘜	《词典》“息肉”与“瘜肉”通用，医学用“息肉”
像与象	《词典》“图像”与“图象”、“影像”与“影象”通用，医学用“像”
淤与瘀	《词典》通用，医学上中医用“瘀”，西医用“淤”
原与元	《词典》“糖原”与“糖元”通用，医学用“糖原”
战与颤	《词典》“寒战”与“寒颤”通用，医学用“寒战”
第三类	现代汉语公共文字中的通用异形字（包括推荐词形及非推荐词形，不分类）
通用汉字	**通用（或医学使用）词例及说明**
爱，嫒	令爱，令嫒
扒，爬（pá）	扒犁，爬犁
白，摆	显白，显摆
班，斑，颁	班白，斑白，颁白；班驳，斑驳，颁驳
班与般	班配，般配
暴与曝	暴光，曝光
背与悖	背晦，悖晦；背理，悖理；背谬，悖谬
必，毕	必恭必敬，毕恭毕敬
筚与荜	筚路蓝缕，荜路蓝缕
辨，辩	辨白，辩白；辨词，辩词；辨正，辩正；辨证，辩证
摈，屏，摒	摈弃，屏弃，摒弃；摈除，屏除，摒除
才，材	高才生，高材生

续　表

通用汉字	通用（或医学使用）词例及说明
彩，采	光彩，光采
灿，粲，璨	灿然，粲然，璨然
仓与苍	仓黄，苍黄
茬，喳	找茬儿，找喳儿
茬，楂，碴，槎（chá）	白茬，白楂，白碴，白槎
掺，搀	掺和，搀和；掺兑，搀兑；掺杂，搀杂；掺假，搀假
颤，战	打颤，打战
长，常	长性，常性
长，涨	水长船高，水涨船高
彻，澈	彻底，澈底
趁，称	趁心，称心
成，承，呈	成想，承想，呈想
怵，触	怵目惊心，触目惊心
怵，憷	怵伤，憷伤；怵心，憷心；打怵，打憷
词，辞	词典，辞典；词斌，辞斌；词令，辞令；词讼，辞讼；词藻，辞藻；词章，辞章；致词，致辞；言词，言辞；托词，托辞；谦词，谦辞；答词，答辞；措词，措辞；祝词，祝辞；虚词，虚辞；婉词，婉辞；遣词，遣辞；悼词，悼辞；贺词，贺辞
促，猝	仓促，仓猝
耷，搭	耷拉，搭拉
答，搭	答碴，搭碴；答茬，搭茬；答理，搭理；答腔，搭腔；答讪，搭讪

续 表

通用汉字	通用（或医学使用）词例及说明
代，待	交代，交待
担，耽	担搁，耽搁；担心，耽心
淡，澹(dàn)	淡泊，澹泊；淡然，澹然
挡，当	势不可挡，势不可当
挡，档	搭挡，搭档
捣，倒	捣腾，倒腾
滴，嘀	滴答，嘀嗒
调，掉	调头，掉头；调包，掉包；调换，掉换；调过儿，掉过儿
喋，蝶	喋血，蝶血
丁，叮，玎	丁宁，叮咛；丁当，叮当，玎珰
钉，盯	钉梢，盯梢
订，定	订阅，定阅；定单，订单；订购，定购
东，冬，咚	丁东，丁冬，叮咚
斗，抖，料	斗拱，抖拱，料拱
扼，遏	扼制，遏制
番与蕃	番茄，蕃茄
幡，翻	幡然，翻然
烦，繁	烦乱，繁乱；烦难，繁难；烦冗，繁冗；烦锁，繁锁；烦言，繁言；烦杂，繁杂
蕃，繁	蕃衍，繁衍
反与返	反照，返照
返与还	返俗，还俗

续 表

通用汉字	通用（或医学使用）词例及说明
房，坊	磨房，磨坊
仿，彷，髣	仿佛，彷彿，髣髴
彷，旁	彷徨，旁皇
蜚，飞	流言蜚语，流言飞语
分，吩	分付，吩咐
奋，愤	奋激，愤激；奋然，愤然；发奋，发愤
风，疯	风魔，疯魔；风瘫，疯瘫
夫，父	姑夫，姑父
伏，服	伏辩，服辩；伏贴，服贴；伏罪，服罪；伏输，服输；伏侍，服侍；压服，厌伏
符，副	名不符实，名不副实；名符其实；名副其实
付，副	一付对联，一副对联
复，覆	复辙，覆辙；复信，覆信
傅，附	傅会，附会
杆，竿	撑杆跳高，撑竿跳高
岗，冈	山岗，山冈
工，功	武工，武功；工夫茶，功夫茶
勾，钩	勾稽，钩稽；勾针，钩针
孤，辜	孤负，辜负
臌，鼓	臌胀，鼓胀
呱，刮	顶呱呱，顶刮刮
归，皈	归依，皈依
含，涵	含义，涵义

续 表

通用汉字	通用（或医学使用）词例及说明
扞，擀	扞面，擀面
号(háo)，嚎	号哭，嚎哭；号咷，嚎咷；号啕，嚎啕；干号，干嚎
红，葒	雪里红，雪里蕻
宏，弘	宏论，弘论；宏图，弘图；宏扬，弘扬；宏愿，弘愿；恢宏，恢弘
宏，洪	宽宏，宽洪
宏，鸿	宏图，鸿图
乎，忽	二乎，二忽
惚，忽	恍惚，恍忽
狐，胡	狐臭，胡臭
糊，胡	含糊，含胡；糊涂，胡涂
琥，虎	琥珀，虎魄
滑，猾	奸滑，奸猾
画，划	勾画，勾划
环，寰	环宇，寰宇
皇，黄，惶	仓皇，仓黄，仓惶
皇，惶，遑	皇皇，惶惶，遑遑（不安）
黄，皇	黄历，皇历
潢，璜	装潢，装璜
磺，黄	硫磺，硫黄
晖，辉	晖映，辉映
回，徊	低回，低徊
汇，会	汇演，会演；汇合，会合

续 表

通用汉字	通用（或医学使用）词例及说明
毁，诽	毁谤，诽谤
浑，混	浑浊，混浊；浑水摸鱼，混水摸鱼
伙，火	伙夫，火夫
佶，诘（jí）	佶屈聱牙，诘屈聱牙
笈，籍	秘笈，秘籍
疾，嫉	疾恶如仇，嫉恶如仇
伎，枝	故伎，故枝
夹，茄	夹克，茄克
珈，伽	瑜珈，瑜伽
嘉，佳	嘉宾，佳宾
茧，趼	老茧，老趼（jiǎn）
碱与硷	胆碱，胆硷
浆与糨	浆（jiàng）糊，糨糊
脚，角	脚色，角色
徼，侥	徼倖，侥幸
叫，较	叫劲，较劲
捷，截	直捷，直截
戒，诫	警戒，警诫
纠，鸠	纠合，鸠合；纠集，鸠集
咀，嘴	咀巴，嘴巴
隽，俊	隽秀，俊秀；隽俏，俊俏
喀，咔	喀吧，咔吧；喀嚓，咔嚓；喀嗒，咔嗒
坎，侃	调坎儿，调侃儿

续 表

通用汉字	通用（或医学使用）词例及说明
坎，砍，侃	坎爺，砍爺，侃爺
腊，蜡	腊梅，蜡梅
阑，栏	阑杆，栏杆
烂，滥	下三烂，下三滥
郎，锒	郎当，锒铛
厉，利	尖厉，尖利
连，梿	连枷，梿枷；榴连，榴梿
连，联	连贯，联贯；连接，联接；连袂，联袂；连翩，联翩；连续，联续；连绵，联绵；连属，联属；连缀，联缀
练，炼	简练，简炼
炼，练	精炼，精练；磨炼，磨练
撩，缭	撩乱，缭乱
伶，零	伶仃，零丁
凌，陵	凌夷，陵夷；凌迟，陵迟
溜，蹓	溜达，蹓跶
留，流	留连，流连
留，遛	逗留，逗遛
流，溜	随大流，随大溜
蹓，遛	蹓弯儿，遛弯儿
漏，露	泄漏，泄露
铲，镳	轱铲，轱镳
罗，螺	罗纹，螺纹

续　表

通用汉字	通用（或医学使用）词例及说明
蚂，马	蚂蜂，马蜂
慢，漫	慢道，漫道；慢说，漫说
漫，熳，缦	烂漫，烂熳，烂缦
杧，芒	杧果，芒果
硭，芒	硭硝，芒硝
没，殁	沦没，沦殁
梅，霉	梅雨，霉雨
嵋，眉	峨嵋，峨眉（山名）
蜜，密	闺蜜，闺密
靦，腼	靦覥，腼腆
渺，淼	浩渺，浩淼
冥，瞑	晦冥，晦瞑
摹，模	摹拟，模拟；摹写，模写；摹效，模效
摩，磨	摩擦，磨擦
磨，魔	磨难，魔难
抹，磨	抹得开，磨得开
泥，赋	泥子，赋子
纽，钮	纽扣，钮扣
喏，诺	唯唯喏喏，唯唯诺诺
偶，耦	偶像，耦像；偶数，耦数（物理学上只能用耦合）
扒，爬（pá）	扒犁，爬犁
弄，扒	弄手，扒手
盘，蟠	虎踞龙盘，虎踞龙蟠（pán）

续 表

通用汉字	通用（或医学使用）词例及说明
盘，蟠	盘踞，蟠踞
袢，襻	肠袢，肠襻；髓袢，髓襻；血管袢，血管襻
漂，飘	漂泊，飘泊；漂流，飘流；漂浮，飘浮；漂零，飘零
缥，飘	缥渺，飘渺
慓，剽	慓悍，剽悍
牵，迁	牵就，迁就
呛，戗	够呛，够戗（qiàng）
强，犟	倔强，倔犟
祛，袪	祛（袪）暑，祛（袪）除，祛（袪）疑
融，溶	消融，消溶
勺，杓	勺（杓）横肌，勺（杓）状软骨，勺（杓）斜肌
蛇，迤	委蛇，逶迤（wēiyí）
椹，葚	桑椹，桑葚
省，醒	警省，警醒；省悟，醒悟
势，式	架势，架式
闩，栓	门闩，门栓
忪，松	惺忪，惺松
夙，宿	夙仇，宿仇；夙敌，宿敌；夙诺，宿诺；夙嫌，宿嫌；夙愿，宿愿；夙怨，宿怨；夙志，宿志
唆，嗦	啰唆，啰嗦
蹋，踏	糟蹋，糟踏
堂，塘	澡堂，澡塘
趟，蹚	趟水，蹚水

续 表

通用汉字	通用（或医学使用）词例及说明
贴，帖	俯首贴耳，俯首帖耳
退，褪	退色，褪色
宛，婉	宛转，婉转；委宛，委婉
惟，唯	惟其，唯其；惟独，唯独；惟恐，唯恐；惟一，唯一；惟利是图，唯利是图；惟我独尊，唯我独尊；惟命是从，唯命是从
维，惟	思维，思惟
委，诿	委罪，诿罪
纹，文	纹身，文身
涡，窝	酒涡，酒窝
乌，呜	乌呼，呜呼
污，诬	污蔑，诬蔑
污，侮	污辱，侮辱
无，毋	无宁，毋宁
无，勿	无庸，勿庸
务，骛	好高务远，好高骛远
希，稀	希罕，稀罕；希少，稀少；希世，稀世；希有，稀有
欷，唏	欷歔，唏嘘
闲，娴	闲雅，娴雅
详，翔	详实，翔实
厢，相	两厢情愿，两相情愿
想，象	假想，假象
象，像	想象，想像

续　表

通用汉字	通用（或医学使用）词例及说明
消，宵	消夜，宵夜
消，销	消魂，销魂；消歇，销歇；撤消，撤销
萧，潇	萧洒，潇洒
楔，揳	楔子，揳子
形，型	造形，造型
须，需	无须，无需
序，叙	序言，叙言；序文，叙文；自序，自叙
旋，漩	旋涡，漩涡
压，押	压保，押保；压题，押题；压韵，押韵；压队，押队
衍，演	敷衍，敷演
羊，阳，杨	羊桃，阳桃，杨桃
杨，洋	杨琴，洋琴
飏，扬	飞飏，飞扬；飘飏，飘扬
洋，佯	洋狂，佯狂
要，邀	要（yāo）功，邀功；要贯，邀贯；要击，邀击
轶，逸	轶事，逸事
荫，阴	树荫，树阴
盈，赢	盈余，赢余
悠，游	转悠，转游
纡，迂	纡回，迂回
予，与	给予，给与；授予，授与
鱼，渔	鱼网，渔网；鱼具，渔具
与，预	与会，预会；与闻，预闻；参与，参预

续 表

通用汉字	通用（或医学使用）词例及说明
驭，御	驾驭，驾御
域，阈	视域，视阈
谕，喻	训谕，训喻
元，原	复元，复原
元，圆	银元，银圆；美元，美圆
原，缘	原故，缘故
殒，陨	殒灭，陨灭
崭，崭	崭新，崭新
辗，展	辗转，展转
钟，盅	酒钟，酒盅
妆，装	嫁妆，嫁装
着，著	执着，执著
滋，孳	滋生，孳生
子，仔	子畜，仔畜；子鸡，仔鸡；子细，仔细；子猪，仔猪
子，籽	子粒，籽粒；子棉，籽棉；棉子油，棉籽油；菜子油，菜籽油
佐，左	佐证，左证
坐，座	坐次，座次；坐驾，座驾；坐位，座位；坐席，座席；坐椅，座椅；就坐，就座
做，作	做声，作声；做秀，作秀；做证，作证

注：①此表资料全部摘自《现代汉语词典》第6版（2014），是从《词典》全部1026字通用字摘出的约580字；②所谓“通用字”是指含义相同或相似的多义异形字，可以根据其中某含义组成通用词；③所列通用异形字含“推荐词形”和“非推荐词形”两类，每类又都含已有国家试行标准及国家标准未做规定两种，情况复杂，既然不推荐，词典为何列出，使用非推荐词是否属误用，均不清楚，准确使用存在困难，主要作为知识积累及文字研究的资料。

附录 11 《现代汉语词典》第 4、6 版词条增减及释义变化的汉字

（说明：只列与医学文献关系密切者）

文字	词条增减或释义变化
淤与瘀	第 4 版无“瘀”词条。第 6 版设“瘀”词条，并界定“淤”与“瘀”通用，但其中“瘀”的词例均是中医名称，可认定中医用“瘀”，西医用“淤”，两字并不通用
蒙与矇	第 4 版设“矇”词条，并界定“矇胧”与“蒙胧”通用。第 6 版删除了该词条及“矇胧”词例，说明“朦胧”已弃用，准确表达用“蒙胧”
杓与勺	第 4 版词条“杓”（biāo）作另解，独立出现作“勺”的繁体字。第 6 版界定“杓”与“勺”通用，说明“杓”与“勺”任用，只需一致
黏与粘	第 4 版“黏”与“粘”通用。第 6 版叙述“粘”是“黏”的旧称，读“nián”只用于姓氏，读“zhān”作“粘连”，说明两字不通用，除“粘连”外一般均需用“黏”
苷与甙	第 4 版“苷”与“甙”通用。第 6 版界定“甙”是“苷”的旧称，说明现两词不通用，表示不能用“甙”
踇与拇	第 4 版无“踇”词条，表述第一足趾用简化字“拇趾”。第 6 版设“踇”词条，界定该趾称“踇趾”。今后第一足趾不再称“拇趾”
噁与恶	第一批简化字将“噁”简化为“恶”，《词典》不设“噁”词条，医学名词与“噁”有关的均用“恶”。教育部和国家语委 2013 年公布的规范汉字，“噁”被列入。《词典》第 6 版设“噁”词条，说明“恶唑”“二恶英”弃用，应使用“噁唑”“二噁英”

续 表

文字	词条增减或释义变化
傢与家	第4版设“傢”词条，并界定作“家具”“家伙”“家什”时，“傢”与“家”通用。第6版删除该词条，“傢”作为“家”的繁体字出现，说明“傢”已不是规范汉字
殆	“殆”是口腔医学常用字，但《词典》、铅字、电脑长期不认可，遇“殆”只能拼接。教育部和国家语委2013将其列为规范汉字，《词典》第6版增设“殆”词条，说明用“殆”不需用拼接
蓽	“蓽（zhuó）是药学常用词，但长期不被认可，用“蓽”需拼接。教育部和国家语委2013年将“蓽”列为规范汉字。《词典》第6版设“蓽”词条，以后用“蓽”不需拼接
莀	“莀”（dǐ）是某些药物名称的专用字，如“乙莀酚”（即己烯雌酚）但长期不被认可，遇“莀”多用“芪”。教育部和国家语委2013年将“莀”列为规范汉字。《词典》第6版增设“莀”（dǐ）和“芪”（qí）两个词条，前者被界定为“有机化合物”。需要注意：“芪”与“莀”均有词条，两字虽只差一个点，但字音、含义均不相同［“芪”qí，多年生植物如黄芪；“莀”（dǐ），有机化合物，如乙莀酚］，应注意辨别

附录 12 常见不规范或不正确的略语符号

（一）英文与希文混淆

不正确	正确	中文含义
16a-(羟化酶)	α	16α-(羟化酶)
16a-(羟基表雄酮)	α	16α-(羟基表雄酮)
a（地贫）	α	α-(珠蛋白生成障碍)（α 地中海贫血）
a（受体）	α	α（受体）
a_1-AT	α_1-AT	α_1 抗胰蛋白酶
a_1-PI	α_1-PI	α_1-蛋白酶抑制剂
a_2M	α_2M	α_2 巨球蛋白
a-(还原酶)	α	α-(还原酶)
a-(葡萄糖苷酶)	α	α-(葡萄糖苷酶)
a-(酮酸)	α	α-(酮酸)
B（地贫）	β	β-珠蛋白生成障碍（β 地中海贫血）
B（受体）	β	β（受体）
B-(淀粉酶)	β	β-(淀粉酶)
B-(内酰胺)	β	β-(内酰胺)
B-(溶血性链球菌)	β	β-(溶血性链球菌)
d（受体）	δ	δ 受体(阿片受体之一)
e（受体）	ε	ε 受体（阿片受体之一）
IFN-a	IFN-α	干扰素 α（或称 α 干扰素）
IFN-B	IFN-β	干扰素 β（或称 β 干扰素）

续 表

不正确	正确	中文含义
IFN-r	IFN-γ	干扰素 γ（或称 γ 干扰素）
k（受体）	κ	κ（阿片受体之一）
k（链）	κ	κ 链（Ig 轻链的类型之一）
NF-kB	NF-κB	核因子 κB
PGF_{2a}，$PGF_{2\alpha}$	$PGF_{2\alpha}$	前列腺素 $F_{2\alpha}$
M	μ	μ 受体（阿片受体之一）
r（刀）	γ	γ（刀）
r（射线）	γ	γ（射线）
r-(氨基丁酸)	γ	γ-(氨基丁酸)
r-(闪烁仪)	γ	γ-(闪烁仪)
r-(照像机)	γ	γ-(照像机)
r-GT	γ-GT	γ-谷氨酰转肽酶
r，y，(球蛋白)	γ	γ-(球蛋白)
TGF-a	TGF-α	转移生长因子 α（或称 α 转移生长因子）
TGF-B	TGF-β	转移生长因子 β（或称 β-转移生长因子）
TNF-a	TNF-α	肿瘤坏死因子 α（或称 α 肿瘤坏死因子）
TNF-B	TNF-β	肿瘤坏死因子 β（或称 β 肿瘤坏死因子）
X^2	χ^2	卡方
γ	r	相关系数

注：①本表均摘自笔者的“编辑手记”；②笔者最近注意到，许多书稿都将希文“α”录为汉语拼音字母“a”，应引起重视。

（二）英文字母大小写混淆

不正确	正确	中文含义
13Q14.3 或 $13q^{14.3}$	13q14.3	13 号染色体长臂 1 区 4 带 3 亚带（其他同此原则）
16P13.3 或 $16p^{13.3}$	16p13.3	16 号染色短臂 1 区 3 带 3 亚带（其他同此原则）
$5P^{-}$	$5p^{-}$	第5 号染色体短臂缺失（猫叫综合征的染色体结构畸变）
5-Fu	5-FU	氟尿嘧啶
^{99m}TC	^{99m}Tc	放射性核素^{99m}锝
Ac	AC	腺苷酸环化酶
Am，AM	am	上午
APC	ApC	腺苷酰磷酸胞（嘧啶核）苷
APG	ApG	腺苷酰磷酸鸟（嘧啶核）苷
Ara-c	Ara-C	阿糖胞苷
Bid，BID	bid	每日 2 次
Bp	BP	血压
Bun	BUN	血尿素氮
CAMP	cAMP	环磷酸腺苷
CCr	Ccr	肌酐清除率
CGMP	cGMP	环磷酸鸟苷
COA	CoA	辅酶 A
CPM	cpm	闪烁次数每分
DLCO	DLco	一氧化碳弥散量

续 表

不正确	正确	中文含义
DPM	dpm	衰变次数每分
Elisa	ELISA	酶联免疫吸附试验
HB，Hgb HGB	Hb	血红蛋白
HPD	HpD	血卟啉衍生物
Hp	HP	高倍（镜）
HP	Hp	幽门螺（旋）杆菌
Hsp	HSP	热休克蛋白
IBID，Ibid	ibid	（出处）同上
IM	im	肌内的（肌内注射）
IP	ip	腹膜内的（腹膜内注射）
IV	iv	静脉内的（静脉注射）
mmc	MMC	丝裂霉素
P53，P^{53}	p53	分子量 53 千道尔顿的抑癌基因
PBR322 PBR^{322}	pBR322	一种质粒
ph，pH，PH	Ph	费城（染色体）
Ph，ph，PH	pH	氢离子浓度
P（染色体臂）	p	染色体短臂
Q（染色体臂）	q	染色体长臂
Pm，PM	pm	下午
PO	po	口服
Q4h，Q4H	q4h	每 4 小时（2、6、8 小时均同此）
Qd，QD	qd	每日
Qh，QH	qh	每小时

续 表

不正确	正确	中文含义
Qid	qid	每日 4 次
QN	qn	每晚
Rbc	RBC	血红细胞
RH（血型系统）	Rh	Rh（血型系统）
SC	sc	皮下的（皮下注射）
TC	Tc	细胞毒（性）T 淋巴细胞
TH，T_H	Th	辅助（性）T 淋巴细胞
Tid TID	tid	每日 3 次
TS	Ts	抑制（性）T 淋巴细胞
TxA_2	TXA_2	血栓素 A_2
vol	Vol	体积，容积
Vp-16	VP-16	依托泊苷
VWF	vWF	冯维勒布兰特因子（第Ⅷ凝血因子）
Wbc	WBC	血白细胞

注：本表均摘自笔者的“编辑手记”。

（三）上角、下角、全角混淆

不正确	正确	中文含义
14C	^{14}C	放射性核素 14 碳
32P	^{32}P	放射性核素 32 磷
^{99}mTc	^{99m}Te	放射性核素 99m 锝
C_3	C3	补体成分 3
C_5	C5	补体成分 5
Ca^{++}	Ca^{2+}	钙离子
CA_{125}	CA125	癌胚抗原 125
EC50	EC_{50}	半数有效浓度
ED50	ED_{50}	半数有效量
FT3	FT_3	游离甲腺原氨酸
FT4	FT_4	游离甲状腺素
G1	G_1	DNA 合成前期（细胞周期中的 G_1 期）
G2	G_2	DNA 合成后期（细胞周期中的 G_2 期）
G3P0	G_3P_0	妊娠 3 次分娩 0 次
IC50	IC_{50}	半数抑制浓度
ID50	ID_{50}	半数抑制量
K_d	Kd	平衡离解常数
K_m	Km	米氏常数
LD50	LD_{50}	半数致死量
Mg++	Mg^{2+}	镁离子
S_{cr}	Scr	血清肌酐

续 表

不正确	正确	中文含义
T1N1M0	$T_1N_1M_0$	（恶性）肿瘤的 TNM 分类
TCID50	$TCID_{50}$	半数组织培养感染量
TT3	TT_3	三碘甲腺原氨酸总量
TT4	TT_4	甲状腺素总量
$t_{1/2}$，$T_{1/2}$	t½	半衰期
V_c	Vc	压缩量
V_d	Vd	表观分布容积

注：本表摘自笔者的“编辑手记”。

附录 13 常见多略语医学名词

中文名称	常用略语	多略语
6-氨基己酸（ε-氨基己酸）	EACA	EACA，EACS，EPCA
β_2-微球蛋白	β_2M	β_2M，β_2MG
γ-谷氨酰转肽酶	γ-GT	γ-GT，GGTP
阿霉素（多柔比星）	ADM	ADM，ADR，DXR，DOXO，AD
清蛋白球蛋白比率	A/G	A/G，A-G，A/G ratio
白三烯	LT	LT，LTs
白消安（马利兰）	BUS	BUS，BU，CB2041，GT41
吡哆醇（维生素 B_6）	PIN	PIN，PN
长春新碱	VCR	VCR，LCR
迟发型皮肤超敏反应	DCH	DCH，DCHR
雌二醇	E_2	E_2，ED，Ed，E-diol
雌三醇	E_3	E_3，ES，Es，ET，Et
单克隆抗体	McAb	McAb，MA，Mab，MAB，mAb，MCA，MoAb
胆固醇	chol	chol，Chl，CH，ch
氮芥	NH_2	NH_2，NM
地塞米松	DEX	DEX，DM，DX，DXM
电子显微镜	EM	EM，EMS
对氨基水杨酸	PAS	PAS，PASA
多巴胺	DA	DA，DM

续 表

中文名称	常用略语	多略语
放线菌素 D（更生霉素）	ACD	ACD，AcD，AMD，DACT
非类固醇抗炎药	NSAID	NSAID，NSAIDs，NSAIA
辅助（性）T 细胞因子	ThF	ThF，T_HF
干扰素	IFN	IFN，If
甘油	Gly	Gly，Glc
三酰甘油	TG	TG，TRG
高密度脂蛋白	HDL	HDL，HDLP
高密度脂蛋白胆固醇	HDL-C	HCL-C，HDL-ch，C-HDL
环孢菌素 A（现称环孢素）	CsA	CsA，CSA，CYA，CyA
环磷酰胺	CTX	CTX，CPA，CY，Cy，Cyclo，CYT，Ex
肌（酸）酐	Cr	Cr，Crea，CTN
肌酐清除率	Ccr	Ccr，CCr
急性非淋巴细胞性白血病	ANL	ANL，ANLL
甲氨蝶呤	MTX	MTX，Mtx，AMT
甲胎蛋白	AFP	AFP，aFP，αFP
甲状腺素总量	T T_4	T T_4，TT
碱性磷酸酶	AKP	AKP，Alk，Phos，p′ tase，ALP，AL-Pase，AlPh，AP
抗原	Ag	Ag，AG
每 3 小时	q3h	q3h，qterth，ter hor
每日 2 次	bid	bid，bd，bis d，bis i d，bis in d
每日 3 次	tid	tid，td，tdd

续表

中文名称	常用略语	多略语
每小时	qh	qh，qhor，qqh
每周2次	biw	biw，bis in 7d
免疫球蛋白	Ig	Ig，IG
葡萄糖	Glu	Glu，Glc
葡萄糖-6-磷酸脱氢酶	G6PD	G6PD，G-6-PD，G6PDH
前列环素	PGI_2	PGI_2，PGX
羟基脲	HU	HU，OHU
庆大霉素	GM	GM，Gm
去甲肾上腺素	NA	NA，NE，Nad，Nadr
人肠道细胞病变孤儿病毒	ECHO	ECHO，Echo
柔红霉素（比红霉素）	DNR	DNR，DAM，Dauno，DRC，DRN，DROL
乳酸	Lac	Lac，LA
乳酸脱氢酶	LDH	LDH，LD
噻替哌	TSPA	ASPA，TsPA，TTPA
三碘甲腺原氨酸	T_3	T_3，TrIT，TRITh
三磷酸腺苷	ATP	ATP，ADT
肾上腺素	Ad	Ad，A，AD，Adr，Adren，Epin
丝裂霉素C	MC	MC，MT-C
酸性磷酸酶	ACP	ACP，AcP，ACPase，AcPh
碳氧血红蛋白	HbCO	HbCO，COHb，COHgb
糖蛋白	gp	gp，GP
天冬氨酸转氨酶	AST	AST，AsAT，Asp-AT

续　表

中文名称	常用略语	多略语
完全缓解	CR	CR，TR
腺病毒	ADV	ADV，Ad，Ad virus，Ad
腺苷酸环化酶	AC	AC，Ac，ACase
血管紧张素	AT	AT，AGT，ANG，Ang
血管紧张素Ⅰ	AT-Ⅰ	AT-Ⅰ，AGT-Ⅰ，ANG-Ⅰ，Ang-Ⅰ
血管紧张素Ⅱ	AT-Ⅱ	AT-Ⅱ，AGT-Ⅱ，ANG-Ⅱ，Ang-Ⅱ
血管舒张物质	VDS	VDS，VDM
血红蛋白	Hb	Hb，HB，Hgb，Hg
血细胞比容	HCT	HCT，Hct，haemat，H'crit，Hemat，Hmt，PRBC，PRC，PCV
氧合血红蛋白	HbO_2	HbO_2，O_2Hb
胰岛素依赖型糖尿病	IDDM	IDDM，IDD
乙酰胆碱	Ach	ACh，Ach，AC，AcCh
游离甲状腺素	FT_4	FT_4，FT
转/分	r/min	r/min，rpm，rev/min

注：本表查自《现代英汉医学药学卫生学略语词典》（北京科学技术出版社）。

附录 14 与呼吸有关的略语符号*

略语	汉语含义	略语	汉语含义
(a-A) DO$_2$:	肺泡气-动脉血氧	FRC	功能残气量
	分压差	I/E	吸气呼气比率
AB	实际碳酸根	IMV	间歇指令通气
AG	阴离子间隙	IPPB	间歇正压呼吸
AVDO$_2$	动静脉血氧分压差	IPPV	间歇正压通气
BB	缓冲碱	MIF	最大吸气力
BE	剩余碱	MV	分钟通气量
Bilevel	双水平正压通气	NIPPV	无创间歇正压通气
BiPAP	双水平气道正压通气	NIPSV	无创正压支持通气
CaCO$_2$	动脉血二氧化碳含量	$P_{(A-a)}O_2$	肺泡-动脉血氧分压
CaO$_2$	动脉血氧含量	P_ACO_2	肺泡二氧化碳分压
CL	肺顺应性	PaCO$_2$	动脉血二氧化碳分压
CMV	控制机械通气	PaO$_2$	动脉血氧分压
CO$_2$-CP	二氧化碳结合力	PAP	吸气峰压
CPAP	持续气道正压	Paw	平均气道压力
C_T	胸廓总顺应性	PAWP	肺动脉楔压
CvO$_2$	混合静血氧含量	PAV	成比例通气
CVP	中心静压	PCV	压力控制通气
D_L	肺弥散量	PCWP	肺毛细血管楔压
DLco	一氧化碳弥散量	PEEP	呼气末正压
DO$_2$	氧供量	$PEEP_H$	高水平 PEEP
EPAP	呼气气道正压	$PEEP_i$	内源性 PEEP
etCO$_2$	呼气末二氧化碳含量	$PEEP_L$	低水平 PEEP
EV_T	呼出气潮气量	PERR	最大呼气流量
FEV	用力呼气量	$P_{ET}CO_2$	呼气末二氧化碳分压
FEV$_1$	第一秒用力呼气量	PIP	吸气峰

略语	汉语含义	略语	汉语含义
Pmax	最大吸气压力	TCO_2	总二氧化碳量
PPV	压力预置通气	$tePCO_2$	经皮（测定）二氧化碳压力
PRVC	压力调节容量控制通气	$tcPO_2$	经皮（测定）氧压力
PSV	地方支持通气	VA	肺泡通气量
$PvCO_2$	混合静脉血二氧化碳分压	VC	肺活量
		VCV	容量控制通气
PvO_2	混合静脉血氧分压	VD	生理无效腔
PVS	部分通气支持	VE	每分钟通气量
Raw	气道阻力	VO_2	氧耗量
SaO_2	动脉血氧饱和度	VPV	容量预置通气
SB	标准碳酸根	V/Q	通气/灌注比值
SIMV	同步间歇指令通气	VSV	容量支持通气
SPO_2	脉搏氧饱和度	VT	潮气量
SvO_2	混合静脉血氧饱和度		

注：*略语符号中一些小号字母，不是下角，而是全角，这是此类符号的特殊之处，如 $PACO_2$、VA、VE，使用时切忌将 A、E 排成下角。

附录 15 若干备忘略语符号

略语符号	中文名称	略语符号	中文名称
5-FU	氟尿嘧啶	cmH_2O	厘米水柱
5-HT	5-羟色胺	CNS	中枢神经系统
6-MP	6-巯基嘌呤	CO_2CP	二氧化碳结合力
Ab	抗体	CoA	辅酶 A
AC	腺苷酸环化酶	cpm	闪烁次数每分
ACEI	血管紧张素转换酶抑制剂	Cr	肌酐
		DIC	弥散性血管内凝血
Ach	乙酰胆碱	DLco	一氧化碳弥散量
ACTH	促肾上腺皮质激素	DNA	脱氧核糖核酸
ADH	抗利尿激素	dpm	衰变次数每分
AFP	甲胎蛋白	DSA	数字减影血管造影
Ag	抗原	EEG	脑电图
AIDS	获得性免疫缺陷综合征	ELISA	酶联免疫吸附试验
		EPO	促红细胞生成素
AKP	碱性磷酸酶	ERCP	逆行胰胆管造影
AMI	急性心肌梗死	ESR	血细胞沉降率
ANA	抗核抗体	eV	电子伏特
APC	复方阿司匹林	FT_3	游离甲腺原氨酸
BMR	基础代谢率	FT_4	游离甲状腺素
BP	血压	GABA	γ-氨基丁酸（如作药物现称氨酪酸）
BUN	血尿素氮		
cAMP	环磷酸腺苷	GOT（AST）	谷草转氨酶（天冬氨酸转氨酶）
Ccr	肌酐清除率		
cDNA	互补脱氧核糖核酸	GPT（ALT）	谷丙转氨酸（丙氨酸转氨酶）
CEA	癌胚抗原		
cGMP	环磷酸鸟苷	GS	葡萄糖液

略语符号	中文名称	略语符号	中文名称
G6PD	葡萄糖-6-磷酸脱氢酶	IFN-β	β-干扰素
HAV	甲型肝炎病毒	IFN-γ	γ-干扰素
HBcAg	乙型肝炎（病毒）核心抗原	Ig	免疫球蛋白
HBeAg	乙型肝炎（病毒）e 抗原	IL	白（细胞）介素
HBsAg	乙型肝炎（病毒）表面抗原	*in vitro*	（在）体外（试验）
HBV	乙型肝炎病毒	*in vivo*	（在）体内（试验）
Hb	血红蛋白	LD_{50}	半数致死量
HCV	丙型肝炎病毒	LDH	乳酸脱氢酶
HDL	高密度脂蛋白	LDL	低密度脂蛋白
HDV	丁型肝炎病毒	mmHg	毫米汞柱
HeLa（细胞）	一种以患者姓名命名的宫颈癌传代细胞	MODS	多器官功能障碍综合征
HIV	人类免疫缺陷病毒	MRI	磁共振成像
HLA	人白细胞抗原（系统）	NF-κB	核因子
HL	霍奇金淋巴瘤	NHL	非霍奇金淋巴瘤
HP	高倍（显微镜）视野	NPN	非蛋白氮
Hp	幽门螺（旋）杆菌	$PaCO_2$	动脉血二氧化碳分压
HSP	热休克蛋白	PaO_2	动脉血氧分压
ibid	（出处）同上	PCR	聚合酶链反应
ICU	重症监护病房	PET	正电子发射体层摄影
IFN-α	α-干扰素	PG	前列腺素
		Ph	费城（染色体）
		pH	氢离子浓度（示酸碱度）
		RBC	血红细胞
		RF	类风湿因子
		Rh	Rh 血型系统
		SaO_2	动脉血氧饱和度

略语符号	中文名称	略语符号	中文名称
SARS	严重急性呼吸综合征（即传染性非典型肺炎）	FDA	食品与药品管理局（美）
		CK	肌酸激酶
SLE	系统性红斑狼疮	CRP	C-反应蛋白
SPECT	单光子发射计算机体层摄影	CSF	脑脊液（或集落刺激因子）
T_3	三碘甲腺原氨酸	DA	多巴胺
T_4	甲状腺素	dsDNA	双链脱氧核糖核酸
Taq（酶）	一种最初从嗜热水生菌分离的DNA聚合酶	ECG	心电图
		EEG	脑电图
TGF-α	α-转移生长因子	EMG	肌电图
TG	三酰甘油（甘油三酯）	HbO_2	氧合血红蛋白
TNF-α	α-肿瘤坏死因子	$HbCO_2$	碳氧血白蛋白
TT_3	三碘甲腺原氨酸总量	HSP	热休克蛋白
TT_4	甲状腺素总量	Kb	平衡离解常数
vWF	冯维勒布兰特因子（第Ⅷ凝血因子）	lb	磅
		McAb	单克隆粒体
WBC	血白细胞	PAGE	聚丙烯酰胺凝胶电泳
SLE	系统性红斑狼疮		
BAO	基础排酸量	PCWP	肺毛细血管楔压
MAO	最大排酸量	Ach	乙酰胆碱
BCG	卡介苗	AchE	（乙酰）胆碱酯酶
CA	儿茶酚胺	ACP	酸性磷酸酶
CR	完全缓解	ACE	血管紧张素转换酶
PR	部分缓解	ACEI	血管紧张素转换酶抑制剂
ABR	血管紧张素Ⅱ受体阻断剂		
		COPD	慢性阻塞性肺疾病
NIH	国立卫生研究院（美）	PSA	前列腺特异性抗原

附录 16　命名规律的略语符号

（一）全部由小写字母构成的略语

1. 给药途径

略语	中文含义	略语	中文含义
im	肌内的	ip	腹膜内的
ieu	十二指肠内的	ith	鞘内的
i-cut	皮内的	po	经口的
icv	宫颈管内的	pr	经直肠的
iv	静脉内的	sc	皮下的

2. 给药方法

略语	中文含义	略语	中文含义
ant cid	饭前	qh	每小时
ant jentac（或 aj）	早饭前	qid	每天 4 次
ant prand	午饭前	qm	每天早晨
ant coen	晚饭前	qn	每天晚上
bid	每天 2 次	qod	隔日
biw	每周 2 次	qon	隔夜
hs	就寝时	tid	每天 3 次
qd	每天		

（二）首字母大写第 2（或 2、3）字母小写的符号略语

1. 化学元素

符号	中文名称	符号	中文名称
Ag	银	Li	锂
Al	铅	Mg	镁
Au	金	Mn	锰
Ba	钡	N	氮
Bi	铋	Na	钠
Br	溴	O	氧
C	碳	P	磷
Ca	钙	Pb	铅
Cl	氯	Pt	铂
Co	钴	Ra	镭
Cr	铬	S	硫
Cu	铜	Sb	锑
F	氟	Se	硒
Fe	铁	Si	硅
H	氢	U	铀
Hg	汞	W	钨
I	碘	Zn	锌
K	钾		

2. 氨基酸

略语	中文含义	略语	中文含义
Ala	丙氨酸	Leu	亮氨酸
Arg	精氨酸	Lys	赖氨酸
Asn	天冬酰胺	Met	蛋氨酸
Asp	天冬氨酸	Phe	苯丙氨酸
Cys	半光氨酸	Pro	脯氨酸
Gln	谷氨酰胺	Ser	丝氨酸
Glu	谷氨酸	Thr	苏氨酸
Gly	甘氨酸	Trp	色氨酸
His	组氨酸	Tyt	酪氨酸
Ile	异亮氨酸	Val	缬氨酸

附录 17　若干不正确略语符号简析

略语、符号	错误	47、xx 或 47、xy（唐氏综合征染色体核型）
	正确	47，XX+21 或 47，XY+21

简析

笔者试图以此为例，简述染色体核型的记述方法。核型是指一个体细胞中全部染色体构成的图像。1956 年证实，人类体细胞的正常染色体数目为 46 条。1960 年丹佛（Denver）会议确定了“Denver 体制”，将染色体按其长度和着丝粒位置，分为 23 对、7 组（A～G），第 1～22 对为人体共有，称常染色体。第 23 对男女不同，男为 XY，女为 XX，称性染色体，规定正常人体染色体核型记述为男 46，XY，女 46，XX。其中，数字后为逗号（,），X、Y 均为大写。

人类染色体疾病源于染色体数目异常或染色体结构畸变。染色体数目异常是指某号染色体单条、多条或成倍性增减。含有染色体基数或其倍数的细胞或个体称整倍体，如三倍体、四倍体；比二倍体多或少 1 条或几条染色体的个体称非整倍体，在人类，可见单体型、三体型、四体型。三体型（多 1 条染色体的超二倍体）是最常见的染色体数目异常性遗传病。非整倍体核型的记述原则依序是：①染色体数；②性别（XX 或 XY）；③增加（+）或减少（-）；④异常发生在哪条染色体。按此原则，唐氏综合征的核型应是 47，XX+21 或 47，XY+21。若为女性 Turner 综合征（性染色体少 1 条）则核型为 45，X。依此类推。（详细内容参见李璞主编. 医学遗传学. 北京：中国协和医科大学出版社，1999）

略语、符号	错误	$16P^{13.2}$、$16P_{13.2}$、$16p^{13.2}$、$16p_{13.2}$（一种染色体带型）
	正确	16p13.2

简析

笔者试图以此为例，简述染色体带型的记述方法。首先解释几个名词。“染色体带”是指染色体经处理和特殊染色后，在光学显微镜下显示宽窄、深染和浅染均不相同的横纹。“染色体带型”是显带后的染色体核型，指各号染色体形态不同的条纹。“染色体显带”是指显示染色体带的方法和过程。20世纪50年代，用单纯吉姆萨（Giemsa）染色法，按染色体的大致特征将其分为23对、7组（即核型识别），但不能识别每条染色体的结构特点。1968年，瑞典的细胞化学家用氮芥喹吖因处理染色体后，发现各染色体沿其长轴显示出许多宽窄不一、亮暗不同的横纹（即著名的Q显带），开创了染色体显带的先河。

显带旨在识别，识别需有标准。1971年的巴黎会议和1972年的爱丁堡会议，制定了识别染色体的标准。①界标：是指确认染色体有显著形态学特征的指标，以着丝粒为界，将每条染色体分为短臂（p）和长臂（q）；②区：位于界标两侧的区域，按近远依序分为1区、2区、3区；③带：区内亮暗不同的横纹，由近向远为序分1带、2带、3带。有的染色体还可识别其“亚带”和“次亚带”。按此原则，记述带型需具4个内容：①染色体号；②臂的符号；③区的序号；④带的序号。需注意：①臂符号均小写；②区与带之间序号序号连续书写；③带与亚带之间序号间以黑点；④亚带与次亚带序号之间连续书写；⑤所有符号、序号均全角排列。按此原则分析此例，其错误是：①臂符号大写；②序号用上角或下角。

识别旨在区分，区分需有根据。染色体结构畸变的基础是断裂和重接，常见类型有：缺失、倒位、易位、环状染色体、等臂染色体。准确、简要记述各类染色体结构畸变需有统一的符号。1977年斯德哥尔摩会议和1981年巴黎会议制定了染色体结构畸变命名的符号、略语体系，如“del”代表缺失，“t”代表易位，“;”代表断裂，等等。其记述原则依序是：染色体总数，性染色体组成，表示畸变种类的字母，括号写明相关染色体号数，括号写明区带断裂点。例如，46，XY，t（2；5）（q21；q31），表示：染色体数正常的男性，2号染色体和5号染色体互相易位，其断裂点在2号染色体长臂2区1带和5号染色体长臂3区1带，然后q21与q31互换位置连接。结构畸变情况复染，若需了解详情，可参阅“李璞主编. 医学遗传学. 第七章. 北京：中国协和医科大学出版社，1999”。

略语、符号		
	错误	ECoR I、ECOR I
	正确	*Eco*R Ⅰ

简析

笔者试图以 *Eco*R Ⅰ为例，简述内切酶的命名原则。“内切酶”是限制性核酸内切酶的简称，是一类可识别双链 DNA 中特定核苷酸序列的脱氧核糖核酸水解酶，由微生物产生。“内切酶”的概念在 20 世纪 50 年代即已提出，60 年代分离成功。为统一名称，美国霍普金斯化学 Nathans 和 Smith 教授提出了内切酶的命名原则：其名称从相应微生物的拉丁文名中提取，由其属名的第一字母（大写）和种名的第一、二两个字母（小写）组成，若有第四个字母代表菌株（大小写由发现者决定），最后的罗马字代表同一细菌分泌的几种内切酶的编号。例如，*Eco*R Ⅰ是大肠埃希菌（Escherichia coli）R 株产生的编号“Ⅰ”的内切酶，*Hin*d Ⅱ是流感嗜血杆菌（Hemophilus influenzae）d 株产生的编号“Ⅱ”的内切酶，余类推。

严格地说，内切酶名称中的第 1，2，3 个字母，应按“微生物拉丁文名称斜体”的国家通用原则，记为斜体。但笔者见到的国内书籍，用正体的多，用斜体的少。正体记述虽不算错，但不标准。

略语、符号		
	错误	ph’、ph^1、PH、ph（染色体）
	正确	Ph

简析

Ph 染色体是慢性髓性白血病的一种特殊染色体，是一种结构畸变的染色体，9 号染色体长臂 3 区 4 带与 22 号染色体长臂 1 区 1 带发生断裂、易位、重组，带型记述为男性：46，XY，t（9；22)(q34；q11)，女性：46，XX，t（9；22)(q34；q11)。该染色体首先在美国费城发现。1977 年斯德哥尔摩会议、1981 年巴黎会议制定了《人类细胞遗传学命名的国际体制》，提出了一染色体结构畸变的“命名符号和略语体系”，其中费城（Philadephia）染色体的符号定为“Ph”。与此记述不一致的，均属错误。

现已证实，其他类型白血病也有 Ph 染色体。有 Ph 染色体的白血病，是难治性白血病。

略语、符号	错误	VWF（一种凝血因子）
	正确	vWF

简析

vWF 是“von Willebrand factor”的字头组合（略语），中文称“冯维勒布兰德因子”，属于第Ⅷ凝血因子，缺乏此因子可致出血时间延长，见于冯维勒布兰德病（vWD）。“von”是欧洲国家旧时贵族身份的符号，贯写姓名之前，现多见于德国人。有“von”的，是贵族的后裔，如 von Bismarck 为冯·俾斯麦公爵，von Willebrand 为冯·维勒布兰德公爵。因为“von”为非姓非名符号，是前置词，所以词头必须小写。

略语、符号	错误	Hela（细胞）
	正确	HeLa

简析

HeLa 细胞是一种从患者分离的、宫颈癌的传代细胞。“HeLa”由患者姓名“He”和“La”组成，故“L”必须大写。小写“l”不符合外国人姓名“字头大写”的原则。

略语、符号	错误	FN-KB 或 FN-kB（核因子）
	正确	FN-κB

简析

FN-κB 是一种核因子，参与多种基因调控，与炎症反应、免疫应答、应激、细胞增生、转化、凋亡有关。FN-κB 最初在 B 细胞发现，结合点在免疫球蛋白（Ig）轻链的 κ 链基因，故称为“κB”。“κ”是希腊文，不是小写英文“k”。关于 Ig 的引申说明：Ig 由两条重链（H 链）和两条轻链（L 链）组成。重链分 5 种类型：γ、α、μ、δ 和 ε，其对应的 Ig 为 IgG、IgA、IgM、IgD 和 IgE。轻链有两种类型：κ 和 λ。

略语、符号	错误	Tag（DNA 聚合酶）
	正确	Taq

简析

此例的错误主要是不了解 Taq 的含义。Taq DNA 聚合酶又称耐热 DNA 聚合酶，主要用于聚合酶链反应（PCR）。Taq 聚合酶是从嗜热水生菌（*Thermus aquaticus*）（也称水生栖热菌）YT1 菌株分离的、耐热的、可使单链 DNA 聚合的酶，故以该菌拉丁文名称属、种字母“T”和“aq”命名为“TaqDNA 聚合酶”。

PCR 是一种通过 DNA 扩增，检测微量 DNA 的分子生物学技术，其过程分为三步：变性、复性、延伸。TaqDNA 聚合酶用于“复性”阶段，将单链 DNA 聚合成双链 DNA。

DNA 聚合酶有多种，除 Taq 外，还有 Trh DNA 聚合酶、YENT DNA 聚合酶及不耐热的 DNA 聚合酶（Klenow 片段），常用的是 Taq 聚合酶。详见：方福德等主编. 现代医学实验技巧全书. 第四篇第九章. 北京：中国协和医科大学出版社。

略语、符号	错误	rh、RH（血型系统）
	正确	Rh

简析

“Rh 血型系统”是指人红细胞表面是否有 Rh 抗原的一种血型，有此抗原的为 Rh 阳性型，无此抗原的为 Rh 阴性型。中国人绝大多数人为 Rh 阳性型，只有 1% 是 Rh 阴性型，但有民族差异，苗族人群约 12%、布依族和乌孜别克族人群约 9% 为 Rh 阴性。Rh 阳性血输给 Rh 阴性者可致受者溶血，Rh 阴性妊娠 Rh 阳性者可致胎儿溶血。

“Rh 抗原”是指恒河猴（Rhesus）红细胞抗原，人 Rh 抗原是指人红细胞表面一种与恒河猴红细胞表面相同的抗原。该抗原是 Landstein 等在 1940 年发现的，用恒河猴红细胞免疫家兔和豚鼠，所获得的抗血清，与大多数白种人红细胞发生凝集，故认为这些白人的红细胞表面有一种与恒河猴红细胞表面相同的抗原。

Rh 抗原的命名源于“Rhesus”，取其拉丁文前两字母，故是“Rh”，不是“rh”或“RH”。

注：①实例摘自“编辑工作札记”；②简析主要参考资料：医学遗传学，医学实验技巧全书，中国医学百科全书医学遗传学分册、分子生物学分册和免疫学分册。

附录 18　计量单位的失准符号

单位名称	规范符号	失准符号	备　注
千米	km	KM，Km，kM	
米	m	M	中文“公尺”也非许用
厘米	cm	CM	中文“公分”也非许用
毫米	mm	MM	
千克	kg	Kg，KG	
克	g	G	
毫克	mg	MG	
道尔顿	D	d	
千道尔顿	kD	KD，Kd，kd	
原子质量单位	u	U	
物质含量单位	U	u，IU	“IU”（国际单位）与“U”同义，现用“U”
立方米	m^3	M^3	
立方厘米	cm^3	CM^3	
升	L 或 l		中文“立升”或“公升”也均非许用
平方米	m^2	M^2	
平方厘米	cm^2	CM^2	
平方毫米	mm^2	MM^2	
帕	Pa	pa	
千帕	kPa	kpa，KPa，Kpa	

续 表

单位名称	规范符号	失准符号	备 注
兆帕	MPa	mPa，mpa，Mpa	
天	d	D	
时	h	H	
分	min	MIN	
赫（兹）	Hz	HZ	
千赫	kHz	KHz，kHZ	
兆赫	MHz	mHZ，MHZ	
居里	Ci	ci	
毫居里	mCi	mci	
微居里	μCi	μci	
戈瑞	Gy	GY	
希沃特	Sv	SV	
分贝	dB	db	
闪烁次数每分	cpm	CPM	
衰变次数每分	dpm	DPm	
伏特	V	v	
千伏	kV	KV，kv	
电子伏特	eV	ev	
千碱基	kb	Kb	
贝可	Bq	bq	

注：本表“失准符号”全部摘自笔者“编辑手记”。“规范符号”参考于中华医学会编. 法定计量单位在医学上的应用. 人民军医出版社。

附录 19　计量单位的错误符号

单位名称	正确符号	错误符号	备　注
微米	μm	μ	“μ”是词头，无量词含义
纳米	nm	mμ，mμm	称“毫微米”也错误
皮米	pm	μμ，μμm	称“微微米”也错误
埃		Å*	“Å”早已废弃，1Å=0.1nm
微升	μl	λ*	“λ”是早期国外所用符号，国内不用
克	g	gm	
毫厘克		mcg	“mcg”是早期国外所用符号，国内未用过此计量单位，笔者在30年中只见到2例。$1mcg=10^{-5}g=10^{-2}mg=10\mu g$
微克	μg	γ*	“γ”是早期国外所用符号，国内不用
纳克	ng	mμg	
皮克	pg	μμg，γγ	
百分毫克		mg%	“mg%”是既不严谨也不科学的符号，实际上是表示“mg/100ml”，现已改为“mg/dl”
微（词头）	μ	u	错误单一，即希文“μ”错成英文小写“u”，表现广泛，发生概率极高，如um，ul，ug，umol/L

注：本表“错误符号”均摘自笔者“编辑手记”。正确符号参考于中华医学会编. 法定计量单位在医学上的应用. 人民军医出版社. ＊这些符号虽然曾经用过，但是早已废弃，因此不属于旧符号而属于错误符号。

附录 20 常见旧计量单位

非许用单位	许用单位	换 算	备 注
M（克分子浓度）	mol/L（摩尔/升）	1M = 1mol/L	
N（当量浓度）*	mol/L（摩尔/升）	mol/L = N÷离子价	
mEq/L（毫当量浓度）*	mmol/L（毫摩尔/升）	mmol/L = mEq/L÷离子价	
mOsm/kg · H_2O **	mmol/L（毫摩尔/升）	1mOsm/kg · H_2O = 1mmol/L	
/μl（或/mm^3）（微升细胞数）	/L（细胞数/升）	1/μl（或 1/mm^3）= 1×10^6/L	若细胞数甚少，用 10^6/L 或/μl 均可
atm（标准大气压）	Pa（帕），kPa（千帕）	1atm = 1.01325×10^5Pa = 1.01325×10^2kPa	
盎司	克（g）	1 盎司 = 28. 35 克（g）	这是英美国家级制
磅（lb）	千克（kg）	1 磅 = 0. 45 千克（kg）	这是英美国家级制
海里	米（m）	1 海里 = 1852 米（m）	
ppm	微克/立方米（μg/m^3）	换算系数 1	
ppb	纳克/立方米（ng/m^3）	换算系数 1	
rad（拉德）***	Gy（戈瑞）	1rad = 1cGy = 10^{-2}Gy	
rem（雷姆）***	Sv（希沃特）	1rem = 1cSv = 10^{-2}Sv	

注：①表中的“非许用单位”均摘自笔者的“编辑手记”。“许用单位”参考于中华医学会编. 法定计量单位在医学上的应用. 人民军医出版社；②物质含量的诸如 mg/L、μg/L、mg/dl、μg/dl、ng/dl、mg/ml、μg/ml、ng/ml 等旧计量单位，按规定都应转换成 mmol/L 或 μmol/L、nmol/L，许多工具书并附有具体物质含量新旧单位转换系数，但因转换系数复杂，不少读者对新单位也不甚熟悉，故难以推广执行，目前仍新旧通用，故未列为旧单位。* 有的有机物离子价不清楚，无法转换；** 有的将此旧单位表述为 mOsm/L 或 mOsm/kg，不是旧单位，而是错误单位；*** 目前暂许使用。

主要参考资料

1. 中国社会科学院语言研究所词典研究室. 现代汉语词典. 第6版. 北京：商务印书馆，2014；第4版. 2002.
2. 刘月华，等. 实用现代汉语语法. 增订本. 北京：商务印书馆，2013.
3. 石毓智. 汉语语法. 第1版. 北京：商务印书馆，2011.
4. 陈维益. 英汉医学辞典. 第2版. 上海：上海科学技术出版社，2001.
5. 祁嘉义. 生物医药缩略语词典. 第1版. 北京：化学工业出版社，2009.
6. 王懿，等. 现代英汉医学药学卫生学略语词典. 北京：北京科学技术出版社，1990.
7. 魏纯熹. 英汉、汉英微生物与病毒学词汇手册. 上海：上海外语教育出版社，2010.
8. 郑易里，等. 英华大辞典. 修订本. 北京：时代出版社，1962.
9. 中华医学会编辑出版部. 法定计量单位在医学上的应用. 北京：人民军医出版社.
10. 北京协和医院药剂科. 处方手册. 第4版，北京：中国协和医科大学出版社，2013.
11. 中国医学百科全书编辑委员会. 中国医学百科全书. 有关分册. 上海：上海科学技术出版社.
12. 全国自然科学技术名词审定委员会. 医学名词. 有关分册. 北京：科学出版社.
13. 陈敏章. 中华内科学（上中下册）. 北京：人民卫生出版社，2000.
14. 方福德，等. 现代医学实验技巧全书. 北京：中国协和医科大学出版社，1996.
15. 李璞. 医学遗传学. 北京：中国协和医科大学出版社，1999.
16. 张之南，等. 协和血液病学. 北京：中国协和医科大学出版社，2004.

17. 王世真. 分子核医学. 第 2 版. 北京：中国协和医科大学出版社，2004.
18. 曹泽毅. 中华妇产科学（临床版）. 北京：人民卫生出版社，2011.
19. 陈琪. 中华医学百科全书. 病理生理学. 北京：中国医科大学出版，2013.
20. 潘国宗. 中华医学百科全书. 消化病学. 北京：中国医科大学出版社，2015.